健康中国行 系列丛书

台湾旺文社·授权出版

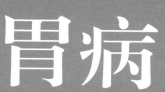

胃病

中西医治疗与调养

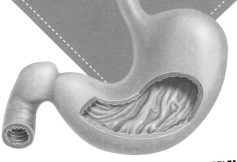

U0278528

章健 ◎ 著

中国人口出版社
China Population Publishing House
全国百佳出版单位

图书在版编目（CIP）数据

胃病中西医治疗与调养 / 章健著. —— 北京：中国人口出版社, 2016.2

（健康中国行系列丛书）

ISBN 978-7-5101-4120-1

Ⅰ. ①胃… Ⅱ. ①章… Ⅲ. ①胃疾病—防治 Ⅳ. ①R573

中国版本图书馆 CIP 数据核字(2016)第 022661 号

版权登记号：01-2015-7895

胃病中西医治疗与调养

章健 著

出版发行	中国人口出版社
印　　刷	三河市兴国印务有限公司
开　　本	880×1230　1/32
印　　张	6
字　　数	300 千字
版　　次	2016 年 2 月第 1 版
印　　次	2016 年 2 月第 1 次印刷
书　　号	ISBN 978-7-5101-4120-1
定　　价	24.80 元

社　　长	张晓林
网　　址	www.rkcbs.net
电子信箱	rkcbs@126.com
电　　话	（010）83519390
传　　真	（010）83519401
地　　址	北京市西城区广安门南街 80 号中加大厦
邮　　编	100054

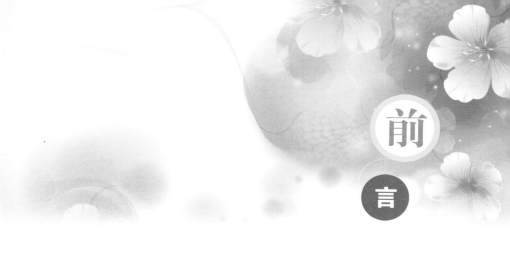

　　我国的饮食文化，源远流长，但在令我们自豪的"食在中国"的美誉下，近年来，我国胃病的发病率却呈现逐年上升的趋势。一方面，是由于生活节奏的加快和西方膳食结构对我们传统饮食的影响，另一方面，也是临床检测水准不断提高的结果。统计显示，在国内，胃炎的发病率为 5％，有 10％~20％的人得过消化性溃疡，而每年胃癌的新发患者数高达 20 万！胃病这种常见病、多发病，几乎遍及中国的每个家庭，而且大多久治不愈，患者常常是"痛苦呻吟，精神消磨于床笫之间；寻医求药，经济消耗于药炉之内"。

　　工作中，我们遇到许许多多患者由于对胃病的知识缺乏基本的了解，在治疗疾病的同时，不能进行很好的自我调养，而大大影响了临床疗效的提高。胃病虽常见，但若能在日常饮食起居中养成良好的生活习惯，也是完全可以预防的。有鉴于此，我们编写这本《胃病中西医治疗与调养》，通俗地向大家介绍常见胃病，主要是胃炎和消化性溃疡病的基本知识、检查与诊断、中西医治疗，以及一些行之有效的天然疗法、胃病的预防、护理等有关知识，突出中西医结合治疗和重在预防的主导思想，为患者走上自我调养康复之路提供指导，亦为读者开展自我保护、预防胃病提供参考。

　　限于水平和精力，疏漏之处在所难免，祈请读者指正，以期改进！

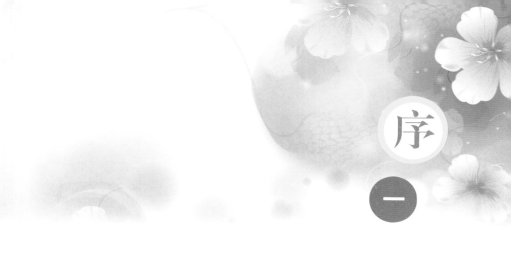

　　随着人类社会的发展，经济、生活水平的提高，人们对健康亦已日益关注；世界卫生组织（WHO）提出了21世纪人人享有健康的目标，这已成为世界各国医学界努力的方向。

　　然而，要达到这一目标的要求是相当困难的，虽然现代医疗技术已取得了长足的进步，医疗水平也在日新月异地发展，但人类所面临的疾病不仅没有减少，反而越来越多，越来越难以治疗，究其原因无外乎以下几种因素：①由于生活水准的提高，人们的饮食结构发生了极大变化，食肉多而食蔬菜少，人们往往进食了超出身体所需要的热量，由此带来的结果是所谓"文明病"的泛滥，如糖尿病、高血压、冠心病等，这些疾病均与饮食因素关系密切；②由于工业的发展，人类所生活的环境已受到极大污染，工业废气、废水及汽车废气等，使现在的人们难以呼吸到新鲜的空气；加上农药的大量使用，使得人体所受到的毒害远胜于昔，这种情况导致的疾病如癌症、哮喘等越来越多；③由于现代社会生活节奏加快，人际关系复杂，人们所承受的思想压力极其沉重，由此而造成人们精神上的紧张，亦可以引起一系列疑难杂症，如性功能障碍、更年期障碍综合征等，均与精神因素有关；④一些较为"传统"的疾病如肝病、胃病、肾病等，往往是由于病毒、病菌感染所致，这些疾病并未过多受益于现代医学的发展，因为迄今为止人类尚未发明能杀死病毒的药物。而一些抗菌药已产生抗药性。

以上这些因素并非孤立存在的，它们往往并存，相互促进，由此而导致现代社会各种疾病的层出不穷。

现代社会的疾病不仅多，而且难治，这已是众所皆知的事实，原因亦不难理解，因为现代社会的致病因素如饮食、环境污染、精神因素等，往往是日积月累之下导致人体疾病产生的，因而这些疾病往往具有慢性化的特征，一旦发病之后，身体器官往往已产生了极大的损害，要想完全恢复健康，决非是一朝一夕之事。这就如同古人所说的"病来如山倒，病去如抽丝"，因此，在现代社会中，要想获得健康、祛除疾病，仅靠医生的治疗是远远不够的，还需要患者对相关疾病知识有必要的了解，以便于患者在漫长的治疗康复过程中，既能配合医生的治疗，同时也能够进行自我监护、自我调养乃至于自我治疗。

本丛书的作者正是基于上述考虑，选择了危害人类健康的多种疾病，每一病种编辑一册，从疾病的发生、机转与预防，到中西医的检查与治疗；从各种行之有效的自然疗法，到各种疾病的自我调养，均作了详尽介绍。尤为可贵的是，这套丛书以广大普通人群所能接受的语言文字，把原本深奥、复杂的医学理论通俗化，使一般非医学专业人士从中既可了解到医学知识，又能利用其中所提供的方法来预防、治疗疾病，作者之用心可谓良苦。

这套丛书科学规范，有理有据，集科学性、实用性、通俗性于一身，是近年来不多见的医学普及性读物。鉴于各位作者均从事于繁忙的临床医疗及科研工作，能于百忙之中抽出时间编著这样一套丛书贡献于世，可谓善举。

作者是毕业于北京中医药大学的研究生，勤奋好学、学风严谨、品学兼优，与我师生多年，勤奋好学、学风严谨、品学兼优。他们从事于临床医疗工作后仍保持着兢兢业业的优良作风，孜孜不倦地为广大患者排忧解难，实属难能可贵。作为老一辈的医学工作者，看到这样一套高品质的著作造福人群，心中万分喜悦，愿以作序，并祝他们在今后的人生中，为人类的健康做出更大的贡献。

北京中医药大学原研究生部部长
北京中医药大学原各家学说教研室主任
博士导师　鲁兆麟　教授

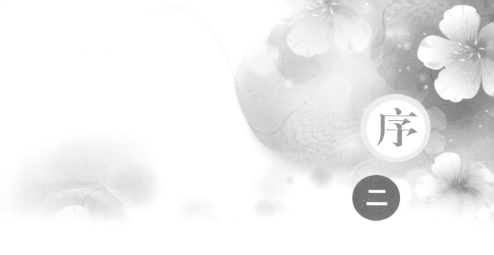

序

二

　　医学科学的发展与进步，带给世人有目共睹的巨大成就，以往常见的瘟疫、霍乱、伤寒、天花、肺结核、血吸虫病等疾患，随着现代抗菌药、疫苗及其他化学药品的发明，已纷纷被人类所征服，现在已较少出现，也不再是主要死亡原因。

　　但医学的进步毕竟是有限的，在一些疾病被克制的同时，现代仍有相当多，甚至更多的疾病在困扰着广大人群，且较以往的疾病更加难以治疗，如本套丛书所介绍的疾病，基本上属于现代社会的多发病、疑难病，现代医学迄今还没有太好的治疗手段。探究这些疾病为什么难治，我想与现代社会不同于以往的结构有关，这些疾病与现代社会中的环境污染、饮食欧化、精神紧张、运动过少等因素关系密切，很多疾病是在上述因素的综合作用下而产生的，病理机制十分复杂，治疗所涉及的层面亦相当广泛。

　　鉴于现代医学对一些现代疾病的治疗乏力，国内医学界很自然地将目光投向具有几千年历史的中医中药，经过几十年研究与运用，形成了独具中国特色的中西医结合疗法，并获得了极高的治疗效果。

　　所以，我十分欣喜地看到这套丛书的问世，它以一病一册的方式详尽介绍了现代社会常见疾病的有关知识，既有疾病的基本原理，又有中西医的诊断与治疗；既包括患者自己可以施行的自然疗法，又指出了患者在疾病调养与康复中所应遵循的原则、方法及注意事项等。全书内容丰富，语言通俗，所载治疗、调养方法翔实可靠。相信这套丛书的出版将给那些深受疾病困扰的患者带来惊喜与希望。各位作者均为高学历的医学专门人才，能在繁忙的临床工作之余，为广大民众编著这么一套健康自助性丛书，实属可敬。我已先睹为快，并乐而为之序。

中西医结合专家

北京中医药大学教授

黄作福

目录

CONTENTS

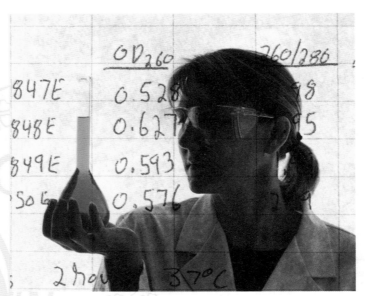

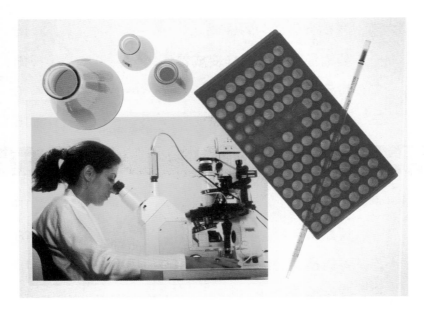

第一章 胃病的基础知识

了解胃脏疾病的基础知识，是正确防治胃病的第一步。本章节向读者介绍胃的解剖结构、生理功能，以及什么是胃病这些基础知识。

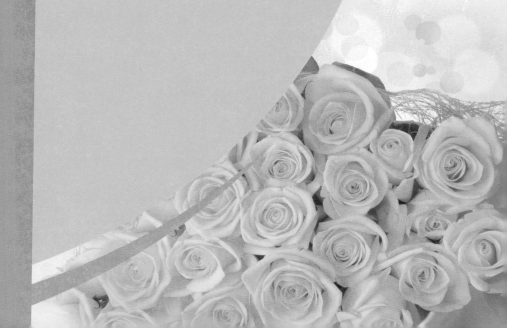

第一节　跟大家谈谈胃

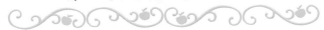

　　胃的形状、容量和所在位置的差别还是很大的，这主要取决于人的体型、体位，胃的内容物有多少，以及邻近器官如肝、脾、结肠对胃的压迫等因素。

一、胃的外部结构

　　胃位于腹腔左上方，呈两头通的囊状。人在饥饿时，胃可缩成管状，但在饱餐之后，容量可达 3 升。胃有两口、两壁、两缘和三部。所谓两口，上面连接食道的入口称贲门，下面连接十二指肠的出口称幽门；所谓两壁，朝向前上方的是胃前壁，朝向后下方的为胃后壁；两缘者，上方的弓状凹缘为胃小弯，左下方的凸缘为胃大弯；三部包括，由贲门向左上方膨起的部分称为胃底（但不是指胃的最底处），胃的中间广大部分称为胃体，靠近幽门的部分称幽门部，幽门部又被一条中间沟分为幽门窦和幽门管。提醒大家注意，胃小弯和幽门窦是溃疡病和癌肿的易发部位。

二、胃的内部结构

　　胃壁，从内向外，可以分为黏膜层、黏膜下层、肌层、浆膜层 4 层。在胃镜下，胃黏膜呈现出微红的橙黄色，并可见闪光。在空腹时，黏膜形成许多皱襞；进食后，随着胃的扩张，皱襞就变得低平或消失了。胃黏膜上有许许多多小窝，叫胃小凹，它的底部就是胃腺的开口，胃液就是从这些小窝里分泌出来的。

人的胃有 300 多万个胃小凹，在一个胃小凹底部有 3~5 条胃腺共同开口。如果通过胃镜观察到胃黏膜皱襞有改变，通常表示有病变发生。

胃黏膜屏障是由胃黏膜分泌的黏液和碳酸氢盐组成的。胃黏膜的表面则处于中性或偏碱性的状态，能有效地防止胃酸和胃蛋白酶的侵蚀，这就是胃黏膜的屏障作用。

胃的血液供应是十分丰富的，主要来源是腹腔动脉的分支，因为有如此丰富的血液供应网，即使在胃的主要动脉被结扎后，残存的小动脉也能迅速承担起供应血液的重任。

我们再来看看人体是怎样协调胃的运动的。胃主要受自主神经支配，包括交感神经和副交感神经。胃内分布有大量感受器。感受器把讯息通过交感神经和迷走神经传入中枢神经，中枢神经于是发放命令，指示交感神经和迷走神经兴奋或抑制。胃就是这样有条不紊、不辞辛劳地工作着。

胃液中除盐酸（胃酸）外，包括钠和钾的氯化物、黏液、消化酶等。盐酸能杀灭随食物进入胃中的细菌，又为胃蛋白酶发挥作用提供了酸性环境。

三、胃的消化功能

胃的消化过程：它包括物理消化和化学消化。食物进入胃后的同时，胃开始有节奏的蠕动。蠕动波从胃体一直向幽门推进。这种蠕动可以将食物混合并磨碎，变成食糜。这就是物理消化的过程。一般混合性食物可以在胃内停留 3~4 小时，糖类在 2 小时以上，水只能停留 5~10 分钟，蛋白质停留时间较长，脂肪停留时间更长，可达 6 小时。化学性消化是由胃液完成的。正常人每昼夜大概分泌胃液 1.5~2.5 升。平时，每小时胃液分泌量为 30~50 毫升，在消化食物时可达 100 毫升。甜的食物可促使胃酸分泌增多，咸食则相反；吃较坚硬的食物可引起分泌增多，流质食物则减少。胃蛋白酶是胃液中最重要的消化酶，能初步消化食物中的蛋白质。

四、中医对胃的认识

中医把脾胃称为"后天之本"，因此在平时就应对脾胃进行悉心调理，而有疾病时，更强调保护胃气。

中医对胃病的认识，将在第四章中作详细介绍。

第二节　什么是胃病

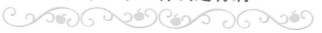

胃病，是一个相当笼统的概念。有胃炎、胃溃疡、胃息肉、胃结石、胃的各种肿瘤、胃下垂、急性胃扩张、幽门阻塞等。在临床上，它们经常出现相似的症状，如胃部的疼痛、饱胀、嗳气、胃酸逆流、恶心、呕吐等。本书主要介绍的是最常见的胃病，如胃炎及溃疡病，以及胃癌的有关知识。

一、胃炎

各种原因导致胃的黏膜发生炎症，称为胃炎，可分为急性胃炎和慢性胃炎两大类。急性胃炎有急性单纯性胃炎、急性糜烂性胃炎、急性化脓性胃炎、急性腐蚀性胃炎等。急性胃炎患者常有上腹疼痛、嗳气、恶心、呕吐、食欲减退等表现，症状轻重不一，有的无明显症状。由病菌毒素污染食物引起的急性胃肠炎，常伴有腹泻。急性单纯性胃炎，临床最为常见，几乎每个人都患过。急性糜烂性胃炎以胃黏膜多处发生糜烂为特征，常伴有出血，又称为急性出血性胃炎，会伴有急性溃疡形成，也有人把本病称为急性胃黏膜病变，引起20%的上消化道出血慢性胃炎是指胃黏膜的慢性炎症，最常见的为慢性浅表性胃炎和慢性萎缩性胃炎。慢性浅表性胃炎占慢性胃炎的80%~90%，症状较轻，预后良好，一般不会发生癌变，慢性萎缩性胃炎的癌变率约为2.5%。

> ## 爱　心　提　示
>
> 急性腐蚀性胃炎，是由于误服或有意吞服强碱或强酸，造成胃壁破坏，特别在幽门前区多见。

慢性浅表性胃炎一般只限于胃黏膜的表皮上层，有的发生糜烂，有的出血。临床上大部分患者没有症状或症状比较轻微，可以出现不同程度的消化不良。部分患者有上腹部疼痛，空腹时比较舒服，进食后反而加重。另外，吃冷、硬、辣等刺激性食物，或在寒冷、情绪不好时也会加重，还常伴有恶心、呕吐、饱胀、泛酸等症状。要确定一个人是否患有慢性浅表性胃炎，必须要进行胃镜检查。

慢性萎缩性胃炎，腺体萎缩，分泌功能减退，会造成营养不良，患者因此会日渐消瘦、贫血。诊断萎缩性胃炎，也必须通过胃镜和胃黏膜的检查。

二、消化性溃疡

消化性溃疡包括胃、十二指肠溃疡。其特点是：病程很长，少则几年，多则十余年或更长；发作呈现出周期性，疼痛也有节律性，常伴有嗳气、胃酸逆流、胸口灼热等感觉，甚至出现恶心、呕吐、吐血和便血。通过检查可以发现，在胃肠出现圆形、椭圆形的慢性溃疡。

第三节　胃炎是怎样发生的

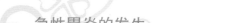

一、急性胃炎的发生

引起急性单纯性胃炎常见原因有化学或物理的刺激，也有因细菌或其毒素引起的：

1. 化学刺激：可由水杨酸盐类、激素类、某些抗生素、浓茶、咖啡、调味品以及抗癌药物等刺激引起胃炎。长期嗜好烟酒者可

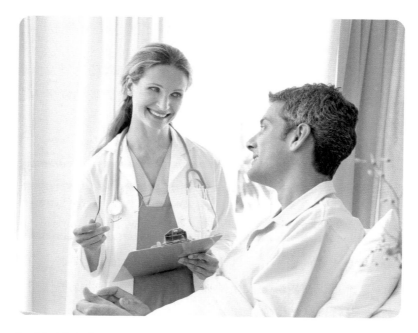

能引起胃黏膜急性炎症。

2. 物理刺激：经常食用过冷、过热或过于粗糙的食物，容易损伤胃黏膜，引起胃炎。

3. 细菌或其毒素刺激：急性糜烂性胃炎，又称急性出血性胃炎，因胃黏膜严重损伤而发生出血和糜烂。

二、慢性胃炎的发生

关于慢性胃炎的发病原因、发病过程，可能主要与下面的因

爱 心 提 示

在一些重危疾病，比如败血症、大面积烧伤、大手术后、休克，或肺、心、肾、肝的功能衰竭时，急性糜烂性胃炎也更容易发生，主要是因胃黏膜血流减少所引起。

素有关：

1. 急性胃炎的继续发展。

2. 精神因素：精神紧张、心情抑郁容易引起胃肠功能发生紊乱，而诱发萎缩性胃炎。可见，精神因素在慢性胃炎的发生中起着不小的作用。

3. 十二指肠液的返流。

爱 心 提 示

尼古丁还能促使胃酸的分泌增加，使对胃黏膜起保护作用的胃黏液分泌减少，容易损伤胃黏膜而发病。

4. 自身疾病的影响：一些全身性的疾病，如心力衰竭、门脉高压等，都可以使胃黏膜发生缺血、缺氧，胃黏膜的保护作用受到破坏，导致胃黏膜炎症的发生。

5. 免疫因素：近来学者提出，慢性胃炎，尤其是萎缩性胃炎，与免疫因素关系很密切，这有待于进一步研究。

幽门螺旋杆菌是慢性胃炎的一个重要病因。

一般认为，慢性胃炎的发生，可能不仅仅是单一因素造成的，而是上述多种因素综合作用的结果。

爱 心 提 示

目前的研究显示，幽门螺旋杆菌感染在胃溃疡患者约占80%，在十二指肠溃疡患者更高达95%以上，而一般中国人则有50%左右带幽门螺旋杆菌。

第四节　消化性溃疡的发生

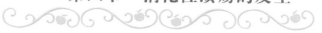

　　消化性溃疡的发病较为复杂，但概括而言，无非是损害胃、十二指肠黏膜的因素和保护黏膜的因素之间抗争的结果，当损害因素增强和（或）保护因素削弱时，就会出现溃疡。

一、损害因素的增强

　　溃疡的形成有各种因素，其中酸性胃液对黏膜的消化作用是溃疡形成的基本因素。在损害因素中，胃酸—胃蛋白酶，特别是胃酸的消化作用是罪魁祸首。

　　在胃溃疡的形成中，胃黏膜的保护因素被削弱起着更重要的作用。

　　胃的运动发生障碍，食物郁积在胃窦部，能促进胃酸分泌，而引起胃溃疡。

　　还有，粗糙的食物不易被胃液消化，会使胃黏膜发生物理性损伤；过酸或过辣的食物会导致化学性损伤；烈性酒能直接损伤黏膜，还能促进胃酸分泌；咖啡也能促进胃酸分泌，阿司匹林能直接损伤胃黏膜，引起胃溃疡。

二、黏膜的保护作用被削弱

　　胃黏膜屏障在黏液与黏膜之间构成了一道防线，一旦它被过多的胃酸、酒精、阿司匹林等药物或十二指肠的返流液突破，氢离子就能侵入黏膜，引起上皮细胞的破坏，使黏膜发生炎症，为溃疡的形成创造了条件。

正常的胃、十二指肠黏膜细胞周转很快，一般 3~5 天就要全部更新一次。如果黏膜细胞不能得到更新，黏膜的保护作用就会被削弱，在胃酸—胃蛋白酶的作用下，就有可能形成溃疡。

胃和十二指肠的黏膜能产生前列腺素，前列腺素缺乏是溃疡形成的因素之一。

胃、十二指肠炎症也有一定的影响。由于炎症可能破坏胃黏膜屏障，为溃疡病的发生发展提供了基础。

吸烟的危害性也不容忽视。吸烟能引起血管的收缩，并加剧十二指肠液的返流，是一个重要的削弱黏膜保护作用的因素。

三、其他因素

1. 遗传：胃溃疡和十二指肠溃疡患者的亲属中，本病的发病率也高于常人，显示跟遗传因素有一定的关系。

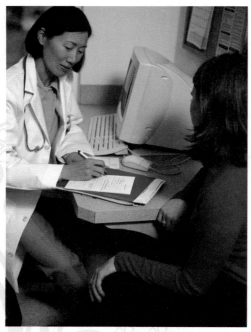

2. 疾病：消化性溃疡与某些疾病也有一定的联系。比如患类风湿性关节炎、慢性肺部疾病、肝硬化、副甲状腺功能亢进、慢性肾衰竭、肾结石等疾病的患者，十二指肠溃疡的发病率高于一般人。

3．幽门螺旋杆菌（HP）的影响：在胃溃疡患者中有 80% 是因为感染 HP 引起的，而在十二指肠球部溃疡患者中，95%~100%都存在 HP 的感染。许多专家据此认为，HP 是消化性溃疡的主要原因。

> **爱 心 提 示**
>
> 与慢性胃炎相似，消化性溃疡的发生，一般认为是多种因素综合作用的结果。

四、引起溃疡病复发的因素

消化性溃疡的复发率很高，据统计，5 年内复发率为 50%~95%，引起溃疡病复发的因素，主要有以下几点：

1. 细菌因素：胃内幽门螺旋杆菌的持续存在，与溃疡病的复发关系密切。

2. 饮食因素：不适当的饮食（过饥、过饱、不定时饮食、进食刺激性食物或酸性食物及不易消化食物等），可以导致胃黏膜受伤害，保护作用减弱，溃疡病易复发。吸烟、饮酒也是溃疡病复发的常见原因。

3. 治疗因素：溃疡病如果能进行有规律的治疗，在一年内就能有效地控制复发。有的患者治疗没有规律，胃痛时服药，不痛则不服，溃疡不能得到很好的控制，很容易复发。

4. 精神因素：持续的精神紧张、焦虑状态，会导致强烈的自主神经反应，使胃分泌改变，而胃酸分泌的增加，则为溃疡的活动和复发创造了重要条件。

5. 其他：溃疡患者会因为多种创伤和危重病症而导致溃疡活动和复发。溃疡患者服用对胃黏膜有刺激作用的解热镇痛药，会促使溃疡复发。长期服用利血平、氨茶碱等药物，也会诱发溃疡活动，甚至导致溃疡出血。

第五节 胃病的形形色色表现

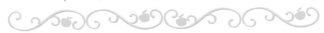

一、急性胃炎的临床表现特点

我们平常所说的急性胃炎指的是急性单纯性胃炎。一般起病较急，吃了被细菌或毒素污染的食物几小时后就会发病，大多不超过 24 小时。主要表现有：上腹部有饱胀的感觉，腹部疼痛，发作时一阵阵绞痛，不想吃东西，有嗳气、恶心、呕吐（吐出多为食物），因常伴肠炎发生而有腹泻，大便像是稀水样，有的会出现发热。

二、慢性胃炎的临床表现特点

慢性胃炎病程都比较长。

慢性浅表性胃炎，发病年龄多在 30~50 岁之间，有不同程度的消化不良的表现。

萎缩性胃炎临床表现相对而言要严重些。一般在饭后出现上腹部饱胀，如果用手按压胃部，疼痛的范围比较广泛。患者食欲减退、全身乏力，人也逐渐消瘦。由于食欲不佳，消化吸收都不好，患者在检查中经常会出现贫血，常感头昏眼花、腰痛、大便不通畅。

三、溃疡病的临床表现特点

在临床上，十二指肠溃疡比胃溃疡多见。在十二指肠溃疡中，男性比女性多，而胃溃疡的发病没有显著的性别差异。

爱 心 提 示

十二指肠溃疡患者多为青壮年，而胃溃疡患者的平均年龄要比十二指肠溃疡患者大 10 岁。

溃疡病在临床表现上有以下几个特点：

1. 病程长：一般少则几年，多则十余年或更长，缠绵难愈。

2. 周期性发作：患者经常出现发作期和缓解期相互交替。胃溃疡没有季节性发病的倾向，而十二指肠溃疡发病好发于秋末冬初。精神紧张、情绪波动、饮食失调常常是溃疡病的诱发因素。

3. 疼痛的部位和规律：上腹部的疼痛是溃疡病的主要症状。疼痛可以是钝痛、烧灼样痛、胀痛或剧痛，典型的是中等程度的持续性疼痛，范围比较局限，如手掌大小。胃溃疡的疼痛多位于上腹部的正中或偏左，而十二指肠溃疡的疼痛多位于上腹正中或偏右。胃溃疡的疼痛是"餐后痛"：疼痛多在吃饭后半小时到两小时出现，持续 1~2 小时，在下次进食前疼痛已经消失。十二指肠溃疡的疼痛多在餐后 3~4 小时出现，持续到下次进餐，进食后疼痛逐渐缓解，故称为"空腹痛"，但一般早起时空腹不发生疼痛，而夜间却经常发生疼痛，严重者在午夜会被痛醒，这些为十二指肠溃疡病的诊断提供了有力的依据。

4. 有消化不良症状：有的患者没有上述典型的表现，疼痛的性质比较模糊，伴有上腹部胀满、嗳气、返酸、食欲不振等消化不良的症状。

四、溃疡病的并发症及其发生原因

溃疡病如果没有得到及时的诊治，可能会发生并发症，这些并发症的严重程度远远超过了溃疡病本身，有的甚至会危及生命。消化性溃疡常见有大量出血、穿孔、幽门阻塞、癌变四大并发症。

1. 大出血：溃疡病出血，是因为溃疡侵蚀基底部的血管使其发生破裂所致。如果较大血管被破坏，出血量就比较大，患者会出现吐血、心悸、乏力、面色苍白，甚至休克等表现，大便为柏油样。

2. 穿孔：引起溃疡穿孔的常见原因有：精神紧张、过度劳累，使胃壁自我保护削弱，加深溃疡发生穿孔；进食过饱，使胃压力增高，易诱发穿孔；剧烈呕吐或咳嗽，会使腹内压力明显升高，易引发穿孔；刺激性食物、钡餐检查、洗胃、外伤、寒冷刺激等，均能成为溃疡急性穿孔的诱因。

3. 幽门阻塞：幽门发生阻塞后，胃不能及时排空，上腹部会发生胀满、疼痛，进食后加重，可能恶心、呕吐，大量呕吐后症状可以减轻或缓解，呕吐物多为隔夜食，有酸臭味。

4. 癌变：只有少数胃溃疡（1%~5%）会发生癌变，十二指肠溃疡一般不会发生癌变。

爱 心 提 示

如果幽门附近的溃疡反复发作，在它愈合时能产生很多瘢痕组织，收缩时会导致幽门阻塞，这是永久性的。

五、胃灼热、泛酸出现的原因

1. 胃灼热：许多人可能有过食道灼热的感觉，也就是平常所说的胃灼热现象，在发生胃病时，胃酸就会返流进入食道，引起食道灼热。

2. 胃酸逆流：慢性胃炎、胃或十二指肠溃疡可引起病理性的胃酸逆流。

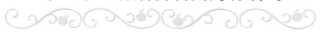

爱 心 提 示

生理性的胃酸逆流不需要特殊的治疗，在消除了诱发因素后即可解决。病理性的胃酸逆流则需要积极治疗原发病。

第六节 胃病会转变为胃癌吗

一般来说，慢性浅表性胃炎不会发生癌变，而慢性萎缩性胃炎有少数会发生癌变。

爱 心 提 示

至于消化性溃疡病，少数胃溃疡会发生癌变，患胃溃疡 5 年以上的癌变率仅为 0.5%~2%；十二指肠溃疡患者更不必担心，一般不会发生癌变。

一、萎缩性胃炎是怎样变成胃癌的

由于很多致癌物质是脂溶性的，如常见的 3、4-苯并芘等，就会跟随脂肪物质一起被吸收进入胃黏膜，而这种异常的胃黏膜又不能像正常小肠那样，迅速把吸收的物质运走，而是长时间停留在胃内，长此以往，这些含有致癌物的脂肪物质就有可能使局部的胃黏膜发生癌变。

　　由于萎缩性胃炎患者胃酸分泌减少，因此能在胃内生存的细菌数目增加，这就为另一种强致癌物——亚硝胺类在胃内的合成创造了极为有利的条件。胃内环境的改变，使致癌物质更容易侵袭胃黏膜而致发生癌变。

爱　心　提　示

　　与正常人相比，萎缩性胃炎患者得胃癌的机会要高 4~5 倍。因此，对于萎缩性胃炎，早期发现、早期治疗，尤为重要。

二、胃溃疡是怎样癌变的

　　对于直径超过 2 厘米的大溃疡和发病时间较长的溃疡，癌变的机会要大些，必须定时检查，必要时可以施行胃切除手术治疗。

三、胃切除后还会不会癌变

　　在残留的胃部发生的癌称为残胃癌。有人认为残胃本身就是一种癌前状态。

　　因此，如果对慢性胃炎不加选择地一律做胃切除术，企图防止胃癌发生，结果往往是"赔了夫人又折兵"！

第二章

胃病的检查与诊断

如果你胃部不舒服去看医生，医生会安排你做一系列的检查，等检查报告出来后，医生才能给你下明确的诊断。

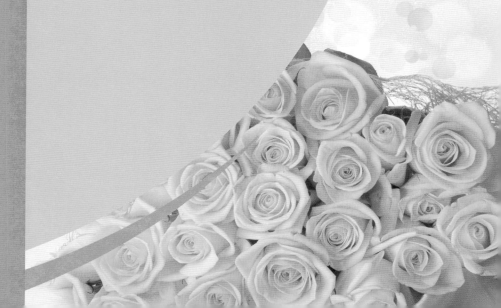

如果你胃部不舒服去看医生，医生会安排你做一系列的检查，等检查报告出来后，医生才能给你下明确的诊断。

第一节 胃镜检查

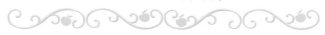

纤维胃镜检查是目前对胃病最有诊断价值和最常用的方法。

> **爱 心 提 示**
>
> 胃镜可以直接观察，还可以向胃内送水、送气，也可以从胃内吸水、抽气。利用胃镜，必要时，可以进行胃黏膜活检。

胃镜能直接清楚地观察到胃内黏膜的情况，对于有无溃疡、溃疡的大小、有无出血和肿瘤等一目了然，可以直接观察胃黏膜的形态变化。有些 X 光不能显现的表浅的或扁平的溃疡，可在胃镜下一览无遗。有些原因不明的上消化道出血，通过胃镜用微波或激光止血，可对出血的部位直接喷洒药物，使患者免受开刀之苦。

一、胃黏膜活检及其意义

胃镜检查中，钳取一小块胃黏膜做病理检查和其他化验，这就是胃黏膜组织活检。

> **爱 心 提 示**
>
> 胃黏膜活检还可以发现胃黏膜有无肠上皮化生和不典型增生，及早发现胃癌的前期病变。还可以确定有无幽门螺旋杆菌的感染，方便了诊断和治疗。

胃黏膜的活检有很重要的临床诊断价值。一般通过胃镜，只能初步判断胃溃疡的性质，而只有通过活检，才能确诊胃溃疡是良性还是恶性。慢性萎缩性胃炎，只有通过活检才能确认。

二、胃镜检查的适用对象

慢性胃炎、消化性溃疡、胃部肿瘤患者，一般都比较适合选用胃镜检查。如果你具备下列表现的任何一条，都必须做胃镜检查：

1. 长期反复出现上腹部疼痛或者饱胀不适。

2. 出现吞咽困难，特别是在进食比较干燥的食物时出现该症状。

3. 反复出现恶心、呕吐、吐酸水，时好时坏。

4. 出现吐血或大便呈柏油样。

5. 不明原因而发生食欲减退，体重减轻或贫血。

6. 上腹部出现肿块，在锁骨上能摸到肿大的淋巴结。

当然，更重要的在于听从医生的安排，在必要的时候及时进行胃镜检查。

三、胃镜检查的注意事项

1. 检查前做好心理准备。患者应该消除顾虑和恐惧心理，做好心理准备。

2. 胃镜检查前应做必要的检查：如肝功能、心电图检查等，要如实向医生反映病史，便于医生参考，防止意外的并发症发生。为了防止相互传染，还必须检查乙肝、丙肝、艾滋病等。一些病情较重的患者，如心脏不好、休克、昏迷不能配合者，均不宜作胃镜检查。

3. 一般都在上午空腹检查。

4. 检查前，患者要缓解紧张。检查前，患者不要紧张，应解开领扣、松解腰带、全身放松。为缓解精神紧张，减少胃的蠕动和胃液分泌，必要时可在检查前 15~30 分钟注射阿托品或地西泮。

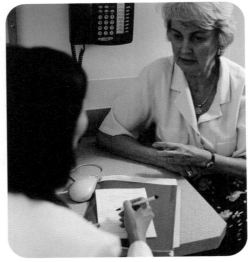

5. 检查过程中要用鼻子做平缓呼吸：在插胃镜的过程中，用鼻子进行平稳呼吸，千万不要屏气，要将胃镜轻轻吞咽下去。

6. 胃镜检查后，按医生要求进行饮食：检查后 1 小时内不要喝水，2 小时后才能进食；如果进行了胃黏膜活检的患者，4 小时后才能进食温热的流质或半流质，到第 2 天才能恢复正常饮食。

7. 检查后会出现一些不适：如果有咽喉疼痛不适，或在胃黏膜活检后有少量出血，一般不经过特殊处理即能自愈。但如果出现黑色大便、腹部突然剧烈疼痛者，应及时去医院复诊。

8. 复查：对于有胃溃疡、胃息肉、萎缩性胃炎伴肠上皮化生和不典型增生以及进行胃部切除术的患者，一般应 6~12 个月复查一次胃镜，以便能及时发现癌变。

第二节　胃病的其他常见检查方法

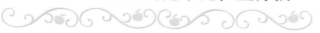

一、X 光钡剂造影（上消化道摄影）

　　患者服用硫酸钡造影剂，钡元素的原子序数高，不容易通过 X 光，就能在荧光幕上看到胃的影像，能够诊断胃、十二指肠溃疡、胃穿孔、胃出血、幽门阻塞等多种疾病。而且，硫酸钡不会被人体吸收，也不会发生中毒，对人体没有任何伤害。在造影后，硫酸钡通过肠道，随大便排出体外。

　　X 光钡剂造影要在空腹时进行。将温开水调好的钡餐吞下，医生在荧光幕前，能清楚地观察到钡剂所到达的部位。因此，食道、胃、十二指肠、小肠、大肠的许多疾病，尤其是胃和十二指肠溃疡，能通过造影被发现。

> ### 爱　心　提　示
>
> 　　X 光钡剂造影检查，痛苦较少，容易被患者接受，有些身体状况不佳，不能耐受胃镜检查的患者，可以施用本法。但钡剂透视有时会对溃疡穿孔的患者造成危害，所以对于近期有出血、发生剧痛有穿孔可能的患者，应禁止做这项检查。

二、其他化验检查

（一）血液检查

　　血的常规检查，可以检查出各种胃病引起的贫血。有助于十二指肠溃疡病是否出血的诊断。

（二）大便检查

大便潜血试验是诊断胃出血时常用的方法。

（三）幽门螺旋杆菌（HP）的检测

检测HP，对诊治慢性胃炎、胃和十二指肠溃疡有很重要的意义，目前主要有以下四种检测方法：

1. 尿素试验：这是临床上应用最广又最为简便的一种方法。目前有生产专门用于检测HP的试剂盒对胃黏膜组织进行检测。

2. 组织学检查：将钳取的胃黏膜处理后，在显微镜下观察细菌形态，就可以十分可靠地诊断有无HP感染。

3. 呼吸试验：HP中含有丰富的尿素酶，能把尿素分解为氨和二氧化碳。患者口服经过标记的尿素溶液，通过检测呼出的气体，有氨和二氧化碳，提示有HP感染。这种方法安全、可靠、快捷。

4. 血清学检测：如果有HP感染，在血清中就会出现HP的抗体，根据这一原理，也可检测有无HP感染。

第三节　当前检查胃病的新方法

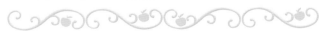

科学技术的发展日新月异，许多先进技术在医学领域已开始广泛运用，电子、超声波、计算机等技术也已进入了胃病的检查。

1. 电子内视镜检查。

2. 超声波胃镜检查。

3. 胃动力学检查：临床上常用的胃动力学检查包括同位素核医检查、超声波检查及显影剂检查。胃肠电分析仪，又称为胃肠动力检测仪，是采用频谱分析技术处理胃肠电信号，与计算机结合，通过对微弱信号的检测，对胃肠动力学疾病有一定

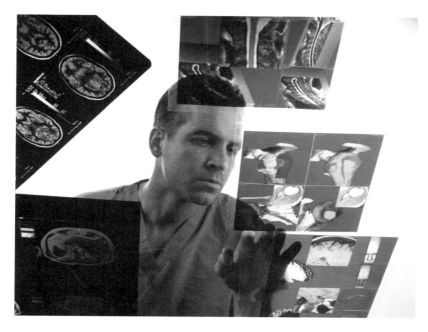

的诊断价值。

4. 胃电图检查。

5. 聚合酶链反应技术（简称 PCR）：一种用于胃癌的早期诊断的新型的免疫 PCR 技术。为胃癌的普查提供了全新的方法。

第四节　常见胃病的诊断

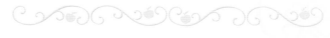

一、胃炎

急性胃炎的诊断比较简单，根据前面所述急性胃炎的临床表现特点，多能做出明确的诊断。

对慢性胃炎的诊断，最可靠的确诊方法要依赖胃镜检查和胃黏膜活检。

在胃镜下，浅表性胃炎以胃窦部最为明显，多数为弥漫性，也可会是局限的，病变处的黏膜红白相间或者呈现出花斑状，有时也有糜烂，黏液分泌增多，常有灰白色或黄白色渗出物。萎缩性胃炎的黏膜多为苍白或灰白色，也会为红白相间，皱襞变细或平坦，黏膜看起来很薄，能透见到黏膜下的紫蓝色的血管纹。黏膜外观高低不平，有的地方黏膜有颗粒状或结节状凸起。黏膜表面没有渗漏的液体，黏液也少。在国内，萎缩性胃炎病变部位主要在胃窦部，也有少数在胃体。

胃黏膜活检可以发现，浅表性胃炎的腺体完整，而萎缩性胃炎有典型的腺体减少，两者都有发生炎症的表现。

爱 心 提 示

有 50%~80%的慢性胃炎患者，能在胃黏膜中找到幽门螺旋杆菌。

二、消化性溃疡

消化性溃疡，在临床表现上有其明显特点，根据患者的慢性病程、周期性发作、节律性的上腹部疼痛，一般就可以作出初步的诊断。然后应进行上消化道的 X 光钡剂检查，以及胃镜检查和黏膜活检。

在胃镜下，溃疡多为圆形或椭圆形，直径一般小于 2 厘米，溃疡的边缘光滑，底部平整地覆盖着白色或灰白色的苔。溃疡周围的黏膜发生红肿，有时也可见到胃黏膜的皱襞向溃疡部位集中的现象。

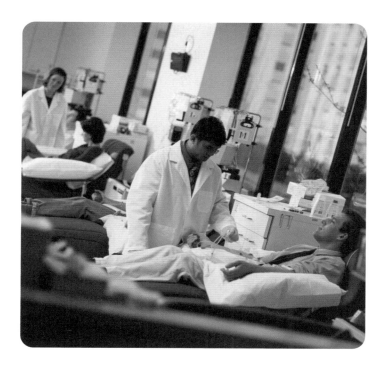

三、溃疡病的并发症

（一）溃疡病出血

　　一般根据患者的病史、呕吐物和大便检查，诊断并不困难，胃镜检查能及时发现出血部位和原发病，还能通过内镜进行喷药、电凝、雷射等一系列方法止血治疗。

（二）穿孔溃疡病出血

　　诊断溃疡病穿孔有以下几点主要依据：

　　1. 有溃疡病史（有 10%~20%患者没有典型的病史），男性多见。

　　2. 多发于冬、春季，有暴饮暴食、过度疲劳、精神紧张等诱发因素。

　　3. 发生穿孔前，溃疡病症状常有加重，突然发生上腹剧烈而持续的疼痛，并很快蔓延到整个腹部，主要症状有恶心、呕吐，甚至发生休克，腹部肌肉紧张如板状，手按压有明显压痛等。

4. 血液检查，有白细胞总数和中性粒细胞数增高；X 光检查，膈下有游离的气体存在。

当诊断不能确立时，应密切观察病情，直到确诊或排除穿孔为止。

(三) 幽门阻塞

可根据以下几点诊断：

1. 有长期溃疡病史。

2. 在进食后发生呕吐，呕吐物多为隔夜食，有酸臭味。

3. 上腹部胀满、疼痛，有胃的蠕动波，清晨空腹时检查，胃内有震水音。

4. 进行胃镜检查，可以发现幽门狭窄的程度和阻塞的性质。

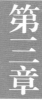

第二章

常见胃病的西医治疗

胃病的西医治疗，主要包括一般治疗和药物治疗两个方面，必要时部分患者须进行手术治疗。

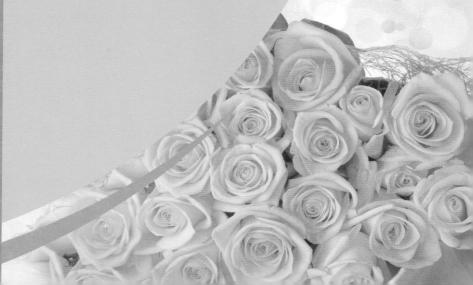

胃病的西医治疗，主要包括一般治疗和药物治疗两个方面，必要时部分患者须进行手术治疗。

第一节　胃病的一般治疗

注意饮食和休息，戒烟忌酒，少饮浓茶，避免服用某些可能损伤胃黏膜的药物，养成良好的卫生习惯，这些都属于胃病一般治疗的范畴。

在胃炎的活动期或溃疡病的急性发作期，应卧床休息，对于非活动期的胃病患者，也要注意劳逸结合，防止过度疲劳引起胃病的发作，或引发消化道出血等并发症。

胃病患者，关键要养成良好的饮食习惯。

酒精能刺激胃酸的分泌，损伤胃的黏膜，加重胃炎或溃疡病的症状，同时也能诱发上消化道出血等严重的并发症；吸烟对胃病的危害巨大，它能增加胃病的发病率，降低治愈率，升高胃病的复发率；茶叶中的茶碱成分，能促进胃酸分泌增加，加重对胃黏膜的损害。因此，戒烟、忌酒、少饮浓茶，是一项很重要的措施。

有些药物能刺激胃酸分泌，破坏胃黏膜屏障，造成胃病经久不愈。比如，解热镇痛药和激素类药。

第二节　胃病的药物治疗

对胃黏膜的损伤因素，主要是胃酸和胃蛋白酶的破坏作用，我们称之为攻击因子，幽门螺旋杆菌在胃病发病中的作用也日益受到重视。胃黏膜也有多种多样的保护因素，主要包括胃黏膜的屏障作用、正常组织对炎症和溃疡的修复作用、胃泌素对黏膜的营养作用、前列腺素对细胞的保护作用和促进细胞再生作用等，我们称之为防御因子。

胃病的发生，是攻击因子和防御因子之间力量不平衡而导致的后果。用药物治疗胃病的原则，在于用药物增强防御因子的作用，并用药物对抗攻击因子的作用。

（一）能抑制攻击因子作用的药物

治疗胃病的药物大致可分为：抑制攻击因子的药物、促进防御因子的药物、兼有抑制攻击因子和促进防御因子双重作用的药物、杀灭幽门螺旋杆菌的药物四大类。

目前医生常用的有抗乙酰胆碱受体药物、抗胃泌素受体药物、抗组胺 H_2 受体药物、质子泵抑制剂、制酸剂、胃运动促进剂、胃蛋白酶抑制剂和排酸剂等。如阿托品、丙谷胺、雷尼替丁、法莫替丁、奥美拉唑、潘托拉唑、碳酸氢钠、次碳酸铋、三硅酸镁、氢氧化铝、胃舒平、胃复安、西沙必利、硫糖铝、聚胺甲树脂、聚氨苯乙烯等。

抗胃泌素受体的药物，常用的有丙谷胺。

抗组胺 H_2 受体的药物，自从它的第一代产品西咪替丁，第二代产品雷尼替丁和第三代法莫替丁。它们不但具有抑制胃酸和胃蛋白活性的作用，还能改善胃黏膜的血液循环，促进细胞再生，尽快修复炎症和溃疡。

胃酸越少，溃疡越容易愈合，奥美拉唑能抑制胃酸分泌的最后一步，也就是医学上所称的质子泵｜H^+｜K^+｜ATP 酶，因此被

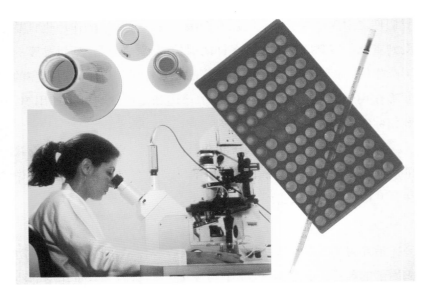

称为质子泵控制剂。它是目前抑制胃酸最强，疗效最快的药物，但价格较为昂贵。它对于溃疡病的复发没有很好的效果，而且也不宜长期应用。

制酸剂，是由一组弱碱性的药物组成的，如碳酸氢钠、次碳酸铋、三硅酸镁、氢氧化铝、碳酸钙等。过去曾采用单一的制酸剂治疗，近年来，人们把制酸剂制成复方合剂，如复方甘铋镁、胃舒平等，就是由多种制酸剂组成，充分发挥每一种制酸剂的制酸作用，减少不良反应，通过抑制攻击因子，促进炎症和溃疡的消退和愈合。

胃动力药，它是一类能使胃窦的收缩加快，力量加大的药物，能加速胃的排空，缩短胃酸和胃蛋白酶与炎症部位和溃疡面接触的时间，减轻它们对胃黏膜的破坏作用；它还能使胃的蠕动加强，减少食物对胃窦部的刺激，使胃泌素、盐酸的分泌减少，有助于缓解胃病的症状和炎症的修复及溃疡的愈合。这类药还有良好的止吐作用。常用的药物有胃复安和平菩赐。

胃蛋白酶抑制剂应用较多的是硫糖铝，硫糖铝在水中能释放出氢氧化铝和硫酸化蔗糖两种物质，前者能中和胃酸，而后者能抑制胃蛋白酶活力。

常用的有聚胺甲树脂、聚氨苯乙烯、降胆敏等排酸剂是指一些阴离子交换树脂，它们能吸附胃中的胃酸和胃蛋白酶，这样能使胃液中胃酸的浓度迅速下降。

（二）能促进防御因子作用的药物

常见的有胃黏膜覆盖剂、增强胃黏膜屏障和促进黏膜再生的药物、改善胃黏膜血液循环药和前列腺素类药等。分别简单介绍如下：

胃黏膜覆盖剂，常用的有得乐冲剂（又称 CBS）、硫糖铝、乐得胃及胃必治。

增强胃黏膜屏障，促进黏膜再生的药物，能提高防御功能，纠正攻击因子和防御因子之间的平衡失调，达到治愈胃病和减少复发的目的。临床上主要有生胃酮、合欢香叶酯、胃膜素等。

改善胃黏膜血液循环的药物，常用的有止呕灵。

前列腺素 E_2 是前列腺素的一种，它能促进胃肠的黏膜分泌黏液、HCO_3，从而增强胃黏膜屏障作用，防止胃酸和其他攻击因子对胃黏膜的损伤，还能修复胃黏膜的上皮，改善局部的血液循环。

（三）兼有抑制攻击因子和促进防御因子作用的药物

麦滋林–S 颗粒是目前治疗慢性胃炎疗效比较理想的药物。

在溃疡的恢复期，单独使用麦滋林–S，能大大降低胃溃疡的复发率。如果本药与抗组胺 H_2 受体药联合应用，能加速胃溃疡的愈合，因此，麦滋林–S 也是一种新型的抗溃疡药。

（四）杀灭幽门螺旋杆菌的药物：目前临床常用的有胶体铋盐和抗生素物

胶体铋盐，具有抗酸、保护胃黏膜、增加胃黏液分泌作用，对幽门螺旋杆菌也有很强的杀伤作用。常用的抗生素有阿莫西林、灭滴灵等。

爱 心 提 示

目前常用的三联疗法：奥美拉唑类药+克拉霉素或阿莫西林+甲硝唑或奥硝唑。

第三节　如何正确运用胃药

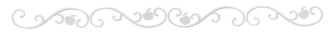

如何正确地运用这些治疗胃病的药呢？

1. 遵守配药、服药规定以治疗胃炎。在胃炎的治疗中，为了迅速消除症状，促进炎症的消退，减少每一种药物的不良反应，常常同时应用两种或两种以上的抗胃炎药物。一般常见的几种方案是：抗乙酰胆碱受体药物与黏膜覆盖药同用，既增强了对黏膜的覆盖作用，又加强了抑制攻击因子的作用，有利于炎症的消退；抗组胺 H_2 受体药与黏膜覆盖药同用，比如雷尼替丁与得乐冲剂合用，两者合用可以明显降低胃炎的复发；黏膜覆盖药与抗生素的合用，在治疗有幽门螺杆菌感染的患者常用此法，可减少单一用药的不良反应。

黏膜的覆盖药，必须是在每日三餐前半小时及晚上睡前各服1次，硫糖铝这种黏膜覆盖药不容易裂解，所以在服药时要细细嚼碎，使它更容易吸附在炎症部位的黏膜上，发挥保护作用。

爱 心 提 示

服药方法的不正确，会直接影响到药物的疗效。复方甘铋镁之类的药，应该在饭后 2~3 小时和每晚睡前各服 1 次。

对于抗组胺 H_2 受体药物，现在趋向于在晚上睡觉前服药一次，用的是全天的剂量。

2. 掌握原则、正确用药以治疗溃疡。治疗溃疡病的目的有二：①促进溃疡愈合；②防止溃疡病复发。

3. 根据溃疡的类型、胃酸的高低、有无螺杆菌合理选药。胃溃疡应选用保护胃黏膜为主的药物。胃酸高者可选用法莫替丁等药物或奥美拉唑类药，也可加硫糖铝；正常胃酸者以法莫替丁加硫糖铝为主；胃酸偏低者（如合并萎缩性胃炎）可选用铋剂、硫糖铝。不能长期使用太强的抑酸剂，否则会造成胃内细菌的过分生长。有幽门螺杆菌感染者，应选用胶体铋盐或抗生素药物。

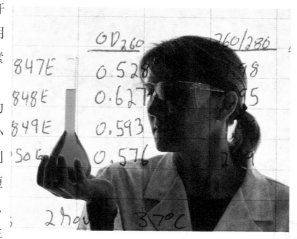

4. 重视药物的联合使用。比如小剂量的多种抗酸剂联合应用，可缩短疗程，提高疗效，减少不良反应；生胃酮、丙谷胺与法莫替丁药合用能加速溃疡愈合。

5. 掌握正确的服药方法。抗酸剂宜在饭后 1~2 小时服用；胃黏膜保护剂应在饭前服用；抗 H_2 受体药物多在临睡前服用；奥美拉唑类药在清晨服用效果较好。

6. 药物治疗应持之以恒。溃疡病是慢性病，又容易反复发作，要想治愈，必须坚持服药，不能半途而废。当然，这应该在医生指导下进行，因为好多抗溃疡药物都有一定的不良反应，不宜长期、单一地服用。

第四节　胃病的其他西医治疗

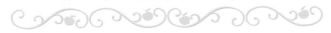

前面向大家介绍的主要是慢性胃炎和胃、十二指肠溃疡的一般治疗及药物治疗，本节主要介绍急性胃炎的治疗、溃疡病三大并发症的处理、溃疡病的新疗法以及胃病中的手术治疗。

一、急性胃炎的治疗

首先，患者应卧床休息，停止服食对胃黏膜有刺激的饮食和药物，必要时应禁食或进食流质饮食。选用一定的抗生素，一般用黄连素、磺胺类药物口服，症状较重的可用青霉素或庆大霉素。另外应该对症治疗，必要时适当补液、输血、纠正水和电解质代谢的紊乱，防止休克的发生。

急性糜烂性胃炎，又叫急性出血性胃炎，一旦明确诊断，必须及时治疗，防止大量出血而导致生命危险。治疗原则在于去除各种诱发因素，降低胃内酸度，输血或补液，促进止血；内科治疗不能止血，需进行手术治疗。

二、溃疡病三大并发症的处理

1. 幽门阻塞：患者应卧床休息、禁食，以减轻胃内的压力，减轻炎症，缓解梗阻的症状。如果上述的方法治疗 1 周以上，阻塞仍不缓解者，应手术治疗溃疡疤痕性幽门阻塞。

2. 穿孔：一旦明确诊断为溃疡病急性穿孔，应禁任何饮食（包括药物），尽量减少胃的内容物和胃液的分泌，并应尽早进行手术。

3. 消化道出血：治疗原则是积极进行内科保守治疗，包括止血、输血、抗休克等，在无效时，才考虑外科手术治疗。

三、溃疡病的维持治疗和 SSC 疗法

1. 溃疡病的维持治疗：在临床上，一般经过 4~8 周的正规治疗之后，80% 的溃疡可以愈合，疼痛在几天内就能消失。

自从幽门螺旋杆菌的药物问世之后，溃疡治愈后很少复发。

需要进行维持治疗者包括下面几种：胃手术后又复发溃疡的患者；有溃疡又必须服用类固醇、止痛药等药物的患者；溃疡病频繁复发的患者。

维持治疗的措施有三：①药物用较小的剂量，连续性治疗，常用的有法莫替丁类药、胃黏膜保护剂。②间歇性治疗，当溃疡有复发时，给予足够剂量的药物进行治疗。③按需要治疗。

> **爱 心 提 示**
>
> 不良反应主要表现为腹泻、便秘、头昏、头痛、肌肉关节疼痛等，其他严重的不良反应几乎很少见到。

2. 溃疡病的 SSC 疗法。SSC 疗法，又称症状性自我疗法，是 1990 年国际上提出的预防溃疡复发、灵活的长期治疗新方案。溃疡患者在经过 6 周的正规治疗后，溃疡愈合，症状完全消失，可以暂不服药。而一旦出现溃疡复发的征兆，比如说胃酸逆流、上腹部隐痛、消化不良等，即使症状很轻微，也应该立即自行服药，服用泰胃美、雷尼替丁或法莫替丁，每晚临睡前服 1 次，等症状完全消失，感觉正常后才可停药，这种在溃疡病的典型症状出现之前就自行服药的方法，对预防溃疡病的复发有积极的意义，是

一种安全有效的长期治疗的新方法。

爱 心 提 示

　　对于出现严重的并发症或伴有其他严重疾病的溃疡患者来说，就不宜采用 SSC 疗法。

四、胃病中的手术治疗

　　对于年龄在 60 岁以下，明确诊断为消化性溃疡在 3 年以内，每年复发 1~2 次，没有发生并发症的患者，都可以采取手术治疗。

　　1. 慢性萎缩性胃炎的手术治疗。通过近年来对萎缩性胃炎与胃癌关系的研究发现，萎缩性胃炎的癌变率是很低的。在发现慢性萎缩性胃炎伴肠上皮化生和中、重度不典型增生，在短期内有恶化趋势者，应考虑进行胃手术切除。

　　2. 溃疡病中的手术治疗。由于抗溃疡病的新药不断涌现，溃疡病的并发症也逐渐减少，需要进行手术治疗的溃疡病患者也越

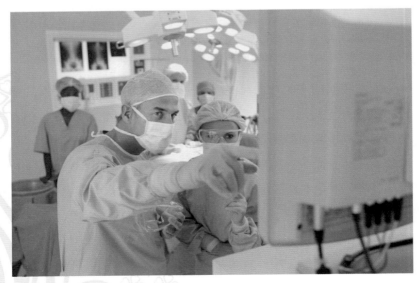

来越少。对于溃疡病的手术治疗，需要从严掌握。在下面几种情况下，可考虑用手术治疗：

溃疡病合并幽门阻塞，经过内科治疗1周以上仍不缓解，多为溃疡瘢痕性幽门梗阻，应考虑手术治疗。

爱 心 提 示

胃溃疡有1%~5%的癌变率，如果胃溃疡患者十分怀疑有癌变或者已经证实为胃癌者，应进行手术治疗。

溃疡病合并穿孔是以手术治疗为主，而且尽量在发病6~12小时内施行紧急手术治疗，是溃疡病合并穿孔的主要治疗原则。

溃疡病合并上消化道大出血，经过内科积极抢救后效果不明显，应考虑手术治疗。

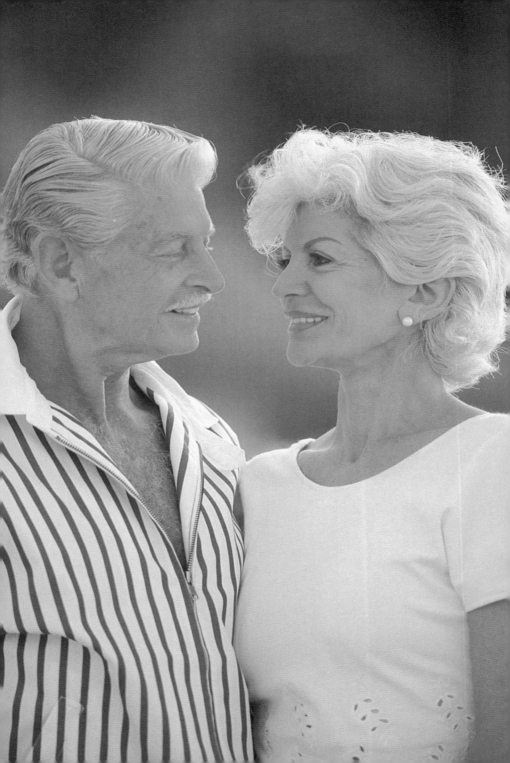

第四章 胃病的中医治疗

　　千百年来，在和疾病的抗争中，中医对于胃病的认识也不断深入和完善。虽然由于中医学自身的特点和历史条件的限制，始终没有出现西医的胃炎、溃疡病等病名，但它从胃病的主要症状，比如胃痛、呕吐、泛酸、胀满等出发，进行针对性的治疗，患者可以依据自身症状来选方用药，近现代的中医工作者，已经开始针对胃炎、溃疡病等专病进行研究，也取得了丰硕的成果。

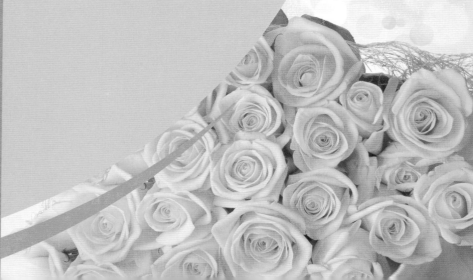

千百年来，在和疾病的抗争中，中医对于胃病的认识也不断深入和完善。虽然由于中医学自身的特点和历史条件的限制，始终没有出现西医的胃炎、溃疡病等病名，但它从胃病的主要症状，比如胃痛、呕吐、泛酸、胀满等出发，进行针对性的治疗，患者可以依据自身症状来选方用药，近现代的中医工作者，已经开始针对胃炎、溃疡病等专病进行研究，也取得了丰硕的成果。

第一节 中医对胃病的认识

中医认为人的精神状态对消化系统的影响是很大的。中医有"脾主思"、"思虑伤脾"的说法。

> **爱 心 提 示**
>
> 肝气经常不能通畅，长时间后可能会化火犯胃，如果灼伤胃的血脉，就可能导致消化道出血，病情趋向严重了。如此看来，要预防胃病，保持一颗平常心是很重要的。

饮食的不节制，易损伤脾胃。

中医也很强调体质因素对胃病的影响。

中医还认识到，胃病在寒冷季节多发。

一、胃阴虚证

主要表现有：胃部隐隐作痛，饥而不欲食；常感口腔、咽喉干燥；常有胃胀不舒服，有时干呕；大便干，小便少；人消瘦；舌苔薄少，舌质红；脉细数。

根据上面的主要表现，就可以诊断为"胃阴虚证"，治疗上采用"滋阴养胃"的方法。

诊断出为慢性萎缩性胃炎，胃阴虚证的表现也比较典型，只是胃痛更明显，笔者在养胃阴药的基础上，加了少量能行气止痛的中药，构成下面的处方：

沙参 9 克、石斛 12 克、麦冬 12 克、玉竹 9 克、天花粉 9 克、川楝子 9 克、白芍 15 克、乌梅 6 克、白蔻壳 6 克、旋覆花 9 克、甘草 6 克。

二、胃阳虚证

主要表现有：胃部隐隐作痛，常呕吐出清水，用手揉按胃部，疼痛能稍微缓解，喜欢吃比较温热的食物，而且在进食后疼痛也能缓解。患者一般脸色苍白、手足发凉、怕冷、全身乏力、吃东西少、口中发淡、不觉口渴、舌质颜色淡、苔白、脉弱。

中医治疗上采用"温胃散寒"的方法；温补胃的阳气，驱散胃中的寒邪。代表性的方子有小建中汤、黄芪建中汤等。药物有桂枝、白芍、甘草、生姜、大枣、饴糖、黄芪等。一些补阳气的药物，如党参、白术在治疗时也经常运用。

三、胃阴阳两虚证

慢性的胃病如果没有得到很好的控制，发展到晚期就会出现胃的阴阳两虚。这在临床上不多见，治疗上应该阴阳双补。当然，也要分清阴虚和阳虚，孰轻孰重，突出重点，才能获得良效。

四、胃热亢盛证

主要表现为：胃部有烧灼样疼痛，口渴，喜饮凉水，呕吐酸水，严重的进食后即吐出，吃得多而容易饿。可以出现牙龈肿痛或溃烂、出血、口臭、大便干结、小便量少而黄、舌发红、有黄而干燥的舌苔、脉滑数。

以上是胃内热邪亢盛的典型表现。治疗上就应该采用"清泻胃热"的方法，祛除胃中的火热邪气。有代表性的方子，如清胃散、玉女煎、凉膈散等。常用药物有石膏、知母、地黄、麦冬、牛膝、黄连、黄芩、大黄等。

爱 心 提 示

一般说来，胃的黏膜炎症比较明显时，胃热的表现也比较突出，而能够清胃热的药，比如石膏、大黄、黄芩等，不仅具有抗炎解毒的作用，还能增强白血球杀灭病菌的作用。

不少人一定听说过"胃火牙痛"的说法。可用方剂：生石膏20克、生地黄12克、麦冬9克、知母9克、牛膝9克、细辛1.5克、大黄6克。

五、瘀血阻胃证

主要表现有：胃部有针刺或刀割样疼痛，疼痛的部位比较固定，而且痛不可按，白天较轻，晚上较重。严重的会发生吐血，颜色紫暗，大便黑如柏油样。患者一般脸色暗黑，皮肤不平滑，嘴唇和舌颜色紫暗，舌上还有小红点，脉细涩。

有此证表现的患者，一般病史比较长。由于各种原因导致胃的血脉循行不畅，就容易瘀积在一定的部位，出现瘀血阻胃的各种表现。治疗上采用"活血化瘀止痛"的方法。许多活血化瘀的方子，如失笑散、丹参饮、通幽汤等，都可选用。常用的药物有丹参、川芎、当归、赤芍、桃仁、红花、九香虫、刺猬皮等。

六、食滞胃脘证

食滞胃脘证也就是通常所说的伤食证。主要表现有：胃脘部胀痛，痛不可按；嗳出酸臭的气体，吐酸水，或吐出不消化的食物，吐后胃部的胀痛能减轻或缓解、大便或干或稀、舌上有厚腻的舌苔、脉滑。

此证起病急，病程短，多有暴饮暴食的病史。一般小孩比较多见。治疗上采用"消食导滞"的方法，有两张很有用的方子，即保和丸、枳实导滞丸可选用。如果热的表现比较明显，可用枳实导滞丸。保和丸比较平和，尤其适用于小孩，是家庭必备之良药，它的主要成分有：山楂、神曲、半夏、茯苓、陈皮、连翘、莱菔子。

七、寒邪犯胃证

前面说过，胃病在寒冷的季节更易发作。本证的主要表现有：胃部冷痛，疼痛比较急剧，遇寒加重，得温而痛减。可有胃部发胀、恶心呕吐、吐后疼痛减缓、四肢、身体发冷、苔白、脉弦或沉紧。

寒邪犯胃证的发生，一般有进食太多冷饮或胃、腹部着凉的病史。治疗上采用"温胃散寒"的方法，用温热的药物驱散寒邪。代表性的方子，有良附丸和藿香正气散。

爱 心 提 示

藿香正气散（或水），也是家庭必备的良药，治疗夏天感冒或腹泻，效果是立竿见影。良附丸，虽然药仅高良姜、香附两味，但其温胃散寒之功，不可小视。如果感受寒邪比较轻，用生姜和红糖煮汤，趁热服下，即可止痛。

八、肝气犯胃证

主要表现有：胃部有胀满感、疼痛连及两胁、频繁嗳气、吐酸水、胃内有嘈杂感，可有呕吐，食欲减退。患者精神状态不佳，心情郁闷或是烦躁易怒、舌上有薄薄的一层黄苔、脉弦。

应采取"疏肝理气和胃"的方法，以柴胡疏肝散、左金丸为代表方。

处方如下：柴胡 6 克、白芍 9 克、制香附 9 克、青皮 9 克、陈皮 9 克、枳壳 9 克、黄连 6 克、吴茱萸 2 克、甘草 6 克。

上面所说的八个证候类型，基本概括了胃发生病变的常见表现。需要注意的是，这八个证候类型并不是截然分开的，有的患者会同时有两种证候表现，在治疗上，相对要复杂一些。

第二节　胃炎和溃疡病的中医辨证治疗

一、慢性胃炎

中西医结合研究会消化系统疾病专业委员会于 1989 年制订了试行方案，使慢性胃炎有了一个较为统一的诊断、辨证和疗效标准。把慢性胃炎的证型分为肝胃不和、脾胃湿热、脾胃虚弱、胃阴不足、胃络瘀血五种。慢性浅表性胃炎以肝胃不和、脾胃湿热多见。慢性萎缩性胃炎表现出胃阴不足之证。

1.肝胃不和型：

主要症状：

（1）胃部胀痛或胃痛窜到两胁部。

（2）频繁嗳气。

（3）有泛酸、嘈杂表现。

次要症状：

（1）胃镜检查，胃黏膜有急性活动性炎症。

（2）有胆汁返流现象。

舌象脉象：舌质淡红、苔薄白或白厚、脉弦。

如果：

（1）具备上面主要症状中的两项，舌脉象基本符合；

（2）具备主要症状和次要症状各一项，舌脉象基本符合，那么都可以确定为肝胃不和型。

对于这型患者，中医采取的治疗原则是"疏肝理气，和胃止痛"，常用"柴胡疏肝散"这张方子为主加减运用，处方如下：柴胡9克、香附10克、枳壳6克、川芎10克、陈皮12克、白芍12克、甘草9克。

常用的药物加减法：

（1）如果胃痛比较剧烈，可加延胡索、川楝子、佛手。

（2）嗳气较甚，加白豆蔻、沉香、旋覆花。

（3）泛酸、嘈杂较重者，加丹皮、栀子、吴茱萸、黄连。

2. 脾胃湿热型：

主要症状：

（1）胃脘部灼热胀痛。

（2）口臭、口苦。

（3）尿黄。

（4）胃部、腹部有饱胀感，口觉得干但不想喝水。

次要症状：胃镜检查，胃黏膜有急性、活动性炎症，充血和糜烂比较明显。

舌象脉象：舌质红，边尖深红；苔黄厚或腻；脉滑或紧。

如果：

（1）具备主症中的两项、舌脉基本符合；

（2）具备主症中的一项和次症，舌脉基本符合，那么均可确定属脾胃湿热型。

对于此型患者，中医的治疗原则是"清热泄浊，和胃消痞"，常用"调气平胃汤"为主加减运用，处方如下：苍术 9 克、厚朴 9 克、藿香叶 9 克、广木香 6 克、檀香 3 克、砂仁 6 克、陈皮 12 克、白豆蔻 9 克、生甘草 3 克。

上面的方子中，苍术能健脾燥湿；厚朴、藿香能理气化湿；木香、檀香能行气止痛；砂仁、陈皮、白豆蔻能和胃理气止痛；甘草也能和胃。对于萎缩性胃炎患者，通常在上方的基础上加桃仁、红花、蒲黄、水蛭等活血化瘀的中药。

常用的药物加减法：

（1）如果口渴、胸闷比较明显，可加竹茹、黄连、栀子。

（2）如果大便稀，全身倦怠，脉细者，大多与气虚有关，可加党参、白术、茯苓等。

（3）如果大便不通，可加瓜蒌、枳实。

3. 脾胃虚弱型：

主要症状：

（1）胃脘部有隐痛。

（2）胃痛喜按喜暖（胃痛时按揉或热敷可以缓解）。

（3）进食后胃部胀闷。

（4）食欲不振。

（5）大便稀薄或常腹泻。

（6）全身乏力，四肢酸软。

次要症状：

（1）胃镜检查，胃黏膜红白相间，以白为主。

（2）胃的黏液稀薄而多。

（3）胃酸偏低。

如果：

（1）具备上述主症中的三项，舌脉象基本符合；

（2）具备主症的两项和次症的一项，舌脉基本符合，即可确定属脾胃虚弱型。

对于此型患者，中医的治疗原则是"益气温中健脾"，常用"黄芪建中汤"这张方子为主加减运用，处方如下：黄芪 15 克、桂枝 9 克、芍药 10 克、甘草 9 克、生姜 6 克、大枣 3 枚、饴糖 9 克。

常用药物加减法：

（1）如果经常泛吐清水，可加陈皮、半夏、茯苓。

（2）经常吐酸水者，在上方中去掉饴糖，加吴茱萸、黄连。

4. 胃阴不足型：

主要症状：

（1）胃脘部灼热疼痛。

（2）口干舌燥。

（3）大便干燥。

次要症状：

（1）胃镜检查，胃黏膜有片状红白相间，黏膜变薄。

（2）胃黏膜干燥，黏液少。

（3）胃酸偏低。

舌象脉象：舌红少津或有裂纹，脉细或弦细。

如果：

（1）具备主症中的两项，舌脉象基本符合；

（2）具备主症的一项及次症的两项，舌脉象基本符合者，即可确定为胃阴不足型。

对于此型患者，中医的治疗原则为"养阴益胃"，常用"益胃汤"、"竹叶石膏汤"两张方子合用为主进行加减，处方如下：沙参10克、麦冬10克、玉竹10克、生地10克、淡竹叶6克、生石膏15克、清半夏6克、甘草6克、大枣3枚。

上方中，前四味养阴益胃；竹叶、石膏清胃热；半夏降逆止呕；甘草、大枣和胃。对于萎缩性胃炎患者，常在上方基础上加用红花、川芎、丹参、三棱、莪术等活血化瘀药。

常用的药物加减法：

（1）食欲不振者，加少量陈皮、神曲、麦芽。

（2）经常吞酸、吐酸者，加瓦楞子。

（3）胃痛较重者，可加芍药。

5.胃络瘀血型：

主要症状：

（1）胃脘部疼痛，痛有定处，痛不可按。

（2）胃痛日久不愈。

（3）出现黑色大便或大便隐血试验阳性。

次要症状：

胃镜检查：胃黏膜充血肿胀，伴有瘀斑或出血点。

舌象脉象：舌质暗红或紫暗，或有瘀斑；脉弦涩。

如果：

（1）具备主症中的两项，舌脉象基本符合；

（2）具备主症一项加次症，舌脉基本符合，即可确定属胃络瘀血型。

对于此类患者，中医的治疗原则为"温经活血化瘀"，常用"当归四逆汤"这张方子为主加减。

运用处方如下：桂枝 6 克、细辛 3 克、吴茱萸 6 克、干姜 6 克、当归 9 克、赤芍 9 克、丹参 9 克、红花 3 克、蒲黄 3 克、甘草 9 克。

上方中，前四味温中散寒，通络止痛；后五味活血通络止痛；甘草和中止痛。此型主要见于慢性萎缩性胃炎患者。

常用的药物加减法：

（1）疼痛较重者，加延胡索、蒲黄、五灵脂。

（2）气虚比较明显的，加党参、白术、黄精、黄芪以补气。

（3）如果伴有吐血、便血，应根据中医辨证的结果，选择适当的止血药物。

二、消化性溃疡

中医认为，"健脾益胃"和"理气化瘀"是治疗消化性溃疡的根本大法。在辨证分型上，一般分为气滞、热郁、虚寒、阴虚、瘀血五种，与慢性胃炎的五种证型大致构成一一对应关系，而又各有其特点。

1. 气滞型：

主要表现：胃脘部胀痛，两胁部胀闷，嗳气后稍觉舒服。经常发怒或唉声叹气、胸闷，食欲不振、常吐酸水、头发晕、口发苦、舌苔薄白、脉象弦。

中医的治疗方法是"理气行滞，疏肝和胃"，选的方子与慢性胃炎"肝胃不和"型一样，也是"柴胡疏肝散"加减，处方为：柴胡6克、陈皮12克、枳壳6克、赤芍6克、川芎9克、香附9克、川楝子3克、木瓜12克、砂仁6克、甘草6克。

如果胃痛较剧烈，可加延胡索；呕吐者，加生姜、半夏；吐酸者，加瓦楞子、乌贼骨。

2. 热郁型：

主要表现：胃脘部疼痛较为剧烈，有灼热感，进食后疼痛没有明显缓解，甚至更痛。口干口苦，喜吃凉物，吞酸嘈杂，患者烦躁易怒，便秘。舌红苔黄，脉弦或数。患者整体上，表现出一派热象。

中医治疗以"清胃泄热"为主，佐以"疏肝理气"。常用"化肝煎"和"左金丸"两张方子加减运用，处方如下：丹皮10克、栀子10克、青皮6克、贝母10克、白芍15克、黄连3克、蒲公英6克、吴茱萸3克、川楝子3克。

如果嘈杂较重者，可加大白芍用量或加百合；嗳气者，加枇杷叶、旋覆花、代赭石等；咽喉干燥者，减去吴茱萸，加马勃、木蝴蝶；便秘严重者，加瓜蒌、醋大黄；小便发黄者，去青皮，加茵陈、薏苡仁。

3. 虚寒型：

主要表现：胃部隐隐作痛，热敷或按揉胃部后疼痛能缓解，空腹时疼痛较重，进食后虽疼痛减轻，但腹胀加重。全身倦怠乏力、身体四肢发冷、大便稀薄、常呕吐出清水样的物质。舌质淡、舌边有齿痕、苔薄白、脉沉细或迟。整体上表现出一派"虚"和"寒"象。

中医采用"健脾益气、温阳散寒"的方法治疗，常用"黄芪建中汤"、"理中汤"两张方子加减，处方如下：黄芪 15 克、人参 10 克、白术 15 克、桂枝 10 克、白芍 9 克、干姜 6 克、陈皮 10 克、炙甘草 6 克。

如果夜间疼痛较重，可加高良姜、九香虫、当归；呕吐清水较多者，加半夏、茯苓。吐酸者，加黄连炒吴茱萸、乌贼骨、瓦楞子；大便黑者，加姜炭、艾炭、降香、白芨、伏龙肝，除去干姜。

4. 阴虚型：

主要表现：胃部隐隐有烧灼样的疼痛，空腹时加重。有饥饿感又不想吃东西，口发干又不想喝水，常干呕，大便干，手足心发热。舌红少津，有裂纹，少苔或花剥苔。

中医用"养阴益胃"法治疗，常用"沙参麦冬汤"这张方子加减运用，处方如下：沙参 10 克、麦冬 10 克、玉竹 10 克、莲子 5 枚、石斛 10 克、黄精 10 克、白芍 10 克、甘草 6 克。

爱　心　提　示

这张方子，基本上都是由养胃阴的中药组成的。如果咽喉干燥，可加乌梅、木蝴蝶。胸中不适者，加丹参、郁金、荷叶。大便干燥难解者，加火麻仁、天花粉。

5. 瘀血型：

主要表现：胃部疼痛如针刺样或刀割样，疼痛的部位比较固定。疼痛剧烈时，可放射到胸部和背部，伴随有四肢发冷、汗出。

曾经发生过呕血或解黑色大便。舌质紫暗，或有瘀斑。

中医治法为"活血化瘀，通络和胃"，常以"活络效灵丹"、"丹参饮"两张方子加减运用，处方如下：丹参10克、当归10克、白芍6克、五灵脂9克、延胡索9克、乳香3克、檀香3克、没药3克、砂仁6克。

如果夜间疼痛较重，加九香虫、刺猬皮；饮水后发生呕逆者，加桃仁、代赭石、槟榔；心烦口干者，去五灵脂、檀香、砂仁，加金银花、丹皮。

慢性胃炎、溃疡病各五种证型是临床最为常见的。在实际工作中，可能会遇到更为复杂的情况，比如有的患者可能有两种证型的表现，治疗时既要兼顾，又要分清主次；还有的患者的表现，可能不属于五种中的任何一种，可以参照第一节中胃病的8种证候辨证治疗。

胃病患者的服药应注意几个问题：服药时间，以饭前一小时为宜；中药一般应温服，对于热郁或阴虚的患者，亦可凉服；如果胃痛的发作时间比较固定，应该在疼痛发作前30~60分钟服药；对于伴有呕吐的患者，可以少量多次服药，或在服药前用生姜擦舌，也可在舌上滴2~3滴生姜汁，能避免或减少服药时的呕吐。如果

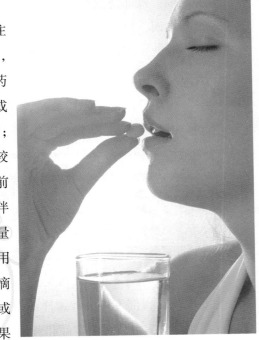

服用的中成药药丸较硬，可用温开水化开后服用。

第三节　胃病常见症状的中医处理

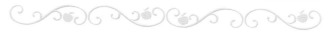

对胃病的呕吐、呃逆、反胃、泛酸、胃胀等症状，中医的方法是：

一、呕吐

1. 生姜、半夏：生姜、半夏，都是中医的温性药，因此最适用于胃中有寒的呕吐，如果是其他性质的呕吐，就要配合运用其他的药物了。

2. 芦根、竹茹：芦根是治疗热性呕吐的圣药。竹茹，是竹子去掉绿层后，刮下来的纤维，也是治疗胃热呕吐的良药，可以用新鲜的竹茹配黄连一起煮水喝。

3. 苏叶、黄连：清黄连，既能清热，又能燥湿，还有降逆止呕的功效；苏叶，是紫苏的叶子，经常用于治疗妇女怀孕后的呕吐，还有安胎的效果，这两味药同用，主要治疗湿热呕吐。

4. 伏龙肝：伏龙肝是农村里烧杂柴草的土灶内底部中心的焦黄灶心土，主要用于止血和止呕。把土块放碗内捣碎，冲入开水搅拌，等粗渣沉淀后趁温服下；或把土块用布包起来水煎。

二、泛酸

中医认为，泛酸的性质有寒有热，所以在治疗上，热性的适合用寒凉药，寒性的适合用温热药。

1. 左金丸：左金丸适用于治疗热性的泛酸，患者有肝气犯胃证的类似表现。是把黄连和吴茱萸两味药，按 6:1 的比例混合，研成细末，制成的小丸。

2. 香砂六君子汤和吴茱萸：适用于治疗寒性的泛酸，患者有脾胃虚寒的表现，比如饮食较少、大便稀、手足发凉等。药物有：人参、白术、茯苓、甘草、陈皮、半夏、木香、砂仁、吴茱萸。

3. 单验方：

（1）鸡蛋壳粉末可以有效治疗胃酸过多。

（2）牡蛎、乌贼骨、蚌壳都有治疗胃酸过多的作用。

三、嘈杂

患者常常感到胃中空虚，似饥非饥、似辣非辣、似痛非痛、烦躁不宁，常与胃痛、泛酸等表现一起出现，也会单独出现。

1. 当归补血汤：治血少而嘈。当归、白芍、生地、熟地各 9 克，人参 1.5 克，白术、茯苓各 2.4 克，甘草 0.6 克，麦冬、栀子仁、陈皮各 2.4 克，朱砂 0.6 克（研末冲服）、乌梅一个、炒粳米 100 粒。

2. 养血四物汤：治血嘈有热。当归 9 克、川芎 4.5 克、白芍 6 克、熟地（姜炒）12 克、人参 6 克、白术 4.5 克、茯苓 6 克、半夏（姜炒）6 克、黄连（姜炒）2 克、栀子 9 克、甘草 2.5 克、生姜两片，水煎服。

爱 心 提 示

治疗嘈杂，在于调和胃气，消痰化浊，并加一些清热的药物。调胃气去痰浊的药，可选用白术、橘红、瓜蒌、半夏、香附、生姜汁等，清热药可用黄芩、黄连、黄柏、栀子等。

四、食欲改变

这里所说的食欲改变，包括食欲不振和食欲亢进两种表现。

（一）食欲不振

食欲不振，是不想吃东西，也不觉得饿，吃什么都不香，中医把它称为"纳呆"。

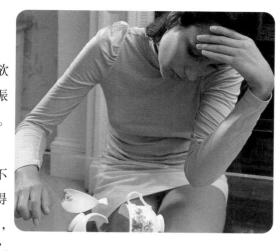

1. 消导法：也就是把胃内过多的食物疏导、消化掉的方法，适用于饮食过多、不能消化、食停胃中、胃部胀满，也就是"伤食"的患者。山楂是消油腻、肉食积滞的要药；麦芽能帮助淀粉性物质的消化，常用于米、面、薯、芋类食物的积滞不化；谷芽功同麦芽，但消食的力量比麦芽缓和，而萝卜子、鸡内金的消食力比较强；伤于蛋类，可以用橘皮煎水服；伤于酒，可用葛根、葛花煎水服，也可用葛花配上人参、白蔻仁、橘皮，此是一张解酒的名方——葛花解酒汤。保和丸中，就有山楂、神曲、莱菔子、橘皮等好几味消食药。

2. 健脾法：健脾的中药，常用的有人参、茯苓、白术、山药、扁豆、莲子肉等，也可以在其中加少量的消导药。宋代的医学家钱乙，创立了一张名方，名为异功散，药用人参、白术、茯苓、甘草、陈皮、生姜、大枣；治疗脾胃虚弱、食欲不振，效果非常明显。

3. 补火法：补火的药物，也都是一些温热性质的药，如二神丸。二神丸的两味药补骨脂和肉豆蔻都是补命门之火的温热药。

（二）食欲亢进

用大量的生姜捣碎，取汁2碗，一次服下，常能获效。

前面介绍了中医对胃炎和溃疡病的辨证施治以及常见症状的处理，都属于中医的常规治法。

第四节　胃病的常用中成药

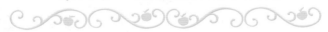

每一种中成药都有它主治的中医证型，如果不加考虑，拿来就吃，势必大大降低药物的疗效，有时甚至会产生不良反应。

在慢性胃炎和消化性溃疡的中医辨证施治中，最常见的有五种证型。在病情稳定时或疾病的恢复期，就可以按照气滞型、热郁型、虚寒型、阴虚型、瘀血型五个证型，选用下列中成药进行治疗。

一、气滞型

1. 气滞胃痛冲剂：

处方：柴胡、枳壳、甘草、香附等。

功效：舒肝行气、和胃止痛。用于胃脘疼痛、胀满、肝郁气滞等症。

用法：冲剂。口服，每次一袋（10克），一日3次，开水冲服。

2. 健胃愈疡片：

处方：柴胡、党参、白芍、延胡索、白芨等。

功效：疏肝健脾、解痉止痛、止血生肌。用于肝郁脾虚、肝胃不和型消化性溃疡病的活动期。症见胃脘胀痛、嗳气、吐酸、烦躁不食、腹胀等。

用法：口服，一次 4~6 片，一日 3~4 次。

3. 金佛止痛丸（微型小丸）：

处方：郁金、田七、白芍、元胡等。

功效：行气止痛、疏肝和胃、祛瘀生新。用于消化性溃疡，慢性胃炎引起的疼痛。

用法：每次 1~2 瓶，每日 2~3 次，痛时服，温开水送服。

二、虚寒型

1. 温胃舒冲剂：

处方：党参、白术、山楂、黄芪、肉苁蓉。

功效：扶正固本、温胃养胃、行气止痛、助阳暖中。治疗慢性萎缩性胃炎、慢性胃炎引起的胃脘凉痛、胀气、嗳气、纳差畏寒、无力等症。

用法：冲服。口服，每日 1 袋，一日 2 次。

2. 虚寒胃痛冲剂：

处方：白芍、干姜、党参、甘草、大枣等。

功效：温胃止痛、健脾益气。用于脾胃虚弱、胃脘隐痛，喜温喜按，遇冷或空腹痛重、十二指肠球部溃疡、慢性萎缩性胃炎等病。

用法：冲剂。口服，一次 1 袋，一日 3 次，开水冲服。

三、阴虚型

1. 阴虚胃痛冲剂：

处方：沙参、麦冬、川楝子、甘草等。

功效：养阴益胃、缓中止痛。用于胃阴不足引起的胃脘部隐隐灼痛、口干舌燥、纳呆干呕等症；用于慢性胃炎、消化性溃疡等病。

用法：冲剂。口服，一次1袋，一日3次，开水冲服。

2. 养胃舒冲剂：

处方：党参、黄精、玄参、乌梅、白术、菟丝子等。

功效：扶正固本、滋阴养胃、调理中焦、行气消导。用于慢性萎缩性胃炎、慢性胃炎引起的胃脘热胀痛、手足心热、口干、口苦、纳差等症。

用法：冲服，每日2次，每次10克。

四、瘀血证

1. 胃乃安胶囊：

处方：黄芪、三七、合成牛黄、珍珠层粉。

功效：补气健脾、宁心安神、行气活血、消炎生肌。主治胃及十二指肠溃疡，慢性胃炎。

用法：每日3次，每次4粒，温开水送服。

2. 胃康灵胶囊：

处方：白芍、甘草、元胡、三七等八味药物组成。

功效：柔肝和胃、散瘀止血、缓急止痛，去腐生新。适用于急慢性胃炎、胃溃疡、十二指肠溃疡及胃出血等症。

用法：饭后口服，一次4粒，一日3次。

五、热郁型

三九胃泰冲剂：

处方：三桠苦、九里香、白芍、生地、木香等。

功效：消炎止痛、理气健胃。主治浅表性、糜烂性、萎缩性等各类型慢性胃炎。

用法：冲剂。口服，每次 1 袋，一日 2 次。

第五节　胃病常用的单方、验方

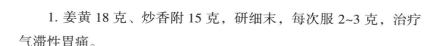

1. 姜黄 18 克、炒香附 15 克，研细末，每次服 2~3 克，治疗气滞性胃痛。

2. 黑香附 12 克、砂仁 3 克、甘草 3 克，共研为细末，每次服 2~3 克，治疗气滞型胃痛。

3. 薏苡仁 30 克，制附子 15 克，研细末，每次服 1.5 克，治疗胃寒痛。

4. 桃仁、五灵脂各 15 克，微炒为末，用米醋调制成小豆粒大的小丸，每次服 15~20 丸，开水送服，孕妇忌服。治疗瘀血型胃痛。

5. 百合 30 克、党参 20 克，水煎，空腹时服。治疗阴虚发热型胃痛。

6. 鸡内金 10 克、香橼皮 10 克，共研为细末，每次服 1~2 克。治疗伤食胃痛。

7. 生山栀 15 只，连翘炒焦，与川芎 3 克、生姜汁 5 滴水煎服。治疗溃疡病热郁型。

8. 小瓜蒌 1 只、红花 2.4 克、炙甘草 6 克，水煎服。治疗溃疡病瘀血型。

9. 鲜仙人掌，去刺洗净切片，晒干研粉，每次 1 克，每日 3 次。治疗溃疡病兼有出血。

10. 鲜马兰根 60 克，水煎服。治疗溃疡病热郁兼有瘀血者。

11. 九龙藤 30~60 克，两面针 6~9 克，水煎服。治疗溃疡病瘀血型。

第五章 胃病的其他疗法

胃病的其他疗法包括中医传统的药膳、针灸、推拿、气功和现代的声波、离子导入等。大多简便易行、疗效确切。

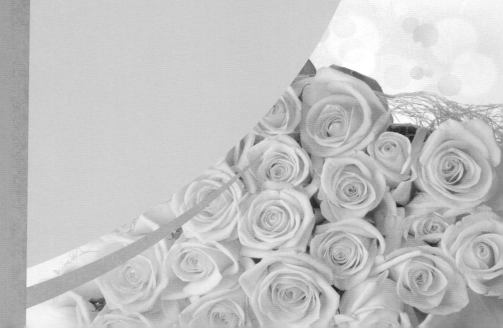

读者可以购买一幅针灸穴位图，挂在自己的房间中，可以根据正文的内容，对照图谱进行自我治疗与康复；并根据本书所提供的穴位，找出其位置进行治疗。

第一节　药膳疗法

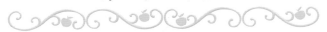

除了养成良好的饮食习惯外，药膳也能"吃出美味，吃出健康"。

一、急性胃炎

中医根据急性胃炎的临床表现，大致将其分为湿热、寒湿、食滞三种类型。

（一）湿热型

湿热型的患者，起病急，上吐下泻，吐出物有酸臭味；大便呈黄色水样，小便黄；口渴，心烦，有时发热；舌质发红，有黄而厚的舌苔；脉象弦数。可选用：

1. 马齿苋绿豆汤：鲜马齿苋 120 克（干品用 60 克）、绿豆 60 克。煎汤服。

2. 薏米粥：用生薏仁 30 克、大米 60 克。先将薏仁煮烂，再加入大米煮粥，可加入食盐调味。

3. 车前草粥：鲜车前草 60 克（干品用 30 克）、大米 100 克。把车前草煎汤去渣，再加入大米熬粥，加食盐调味。

4. 鸡蛋花茶：鸡蛋花 30 克、陈皮 6 克、冰糖适量。水煎服。

（二）寒湿型

寒湿型的患者，上吐下泻，大便清稀如水，不甚臭；全身乏力，困倦；食欲不振，口不渴；舌苔白；脉象缓。可选用：

1. 姜茶饮：干姜 9 克、绿茶 3 克。开水冲泡 15 分钟，代茶频频饮用。

2. 生姜扁豆粥：生姜 6 克、扁豆 15 克、大米 60 克。用扁豆与大米煮成粥，再加姜稍煮片刻，加食盐调味。

3. 藿香粥：藿香 15 克、大米 100 克。将藿香煎汁去渣，大米煮成粥后加入药汁，调匀后服食。

4. 高良姜粥：高良姜 30 克、大米 60 克。先将高良姜煎汁去渣，再加入大米煮粥后服食。

（三）食滞型

食滞型的患者，吐出物多为未经消化的食物，酸臭难闻；大便臭秽，便后腹痛减轻；舌苔厚而腻；脉弦滑。可选用：

1. 山楂糖水：山楂 30 克、冰糖适量。山楂煎水去渣，再加入冰糖代茶饮。

2. 神曲山楂粥：神曲 15 克、山楂 20 克、大米 60 克。将山楂、神曲煎汤取汁去渣，再加入大米煮成粥，加食盐调味服食。

3. 莱菔陈皮粥：炒莱菔子 10 克研末，与陈皮 6 克、大米 100 克同煮粥服食。

4. 橘饼水：橘饼 1~2 块，开水泡汤代茶饮。

二、慢性胃炎

根据中医对慢性胃炎的认识，常将其分为肝胃不和、脾胃湿热、脾胃虚弱、胃阴不足、胃络瘀血五种类型。各型的临床表现，在前面的章节已有详细的介绍，读者可根据自己所属的证型，选择适当的药膳。

(一) 肝胃不和型

1. 薤白粥：薤白 10 克、大米 50 克。薤白煎汤去渣，加大米煮粥服食。

2. 砂仁粥：砂仁 5 克、大米 100 克。砂仁研末，粥煮成后加入砂仁末，再稍煮片刻后服食。

3. 佛手粥：佛手 20 克、大米 100 克。佛手先煎汤去渣，粥煮成后倒入佛手汤，并加冰糖适量，稍煮片刻后服食。

4. 陈皮粥：陈皮 10 克、大米 100 克。加水煮粥，可加少量食盐调味。

5. 柴陈黄米茶：柴胡 10 克、陈皮 5 克、黄米（大米炒至焦黄）30 克。加 4 碗水煎至一碗半，代茶饮。

6. 参陈枣茶：党参 20 克、大枣 10 枚、陈皮 3 克。煎汤代茶饮。

7. 玫瑰花茶：干玫瑰花 9 克，开水冲泡，加盖片刻，代茶饮。

8. 金橘梗煲猪肚：金橘梗 30 克、猪肚 150 克。用水煲至猪肚熟烂，加盐调味，饮汤食肉。

(二) 脾胃虚弱型

1. 鲫鱼糯米粥：鲫鱼 1~2 条、糯米 50 克。同煮粥服食，可常服。

2. 党参茯苓粥：党参 15 克、茯苓 20 克、生姜三片、大米 60 克。将三药煎水取汁，加大米煮粥服食。

3. 炒小米粥：炒小米 60 克，磨面后熬粥，加适量红糖服食。

4. 糯米红枣粥：糯米 60 克、红枣 10 枚。煮粥服食。

5. 木瓜米醋汤：木瓜 500 克、生姜 30 克、米醋 50 克。加水煮汤，分 2~3 次食完。

6. 红萝卜山药内金汤：红萝卜 250 克、山药 20 克、鸡内金 10 克。红萝卜洗净后切块，与药同煎半小时后，加少量红糖，饮汤。

7. 白胡椒煲猪肚：白胡椒 15 克、猪肚一个。白胡椒打碎后，放入洗净猪肚内，并加少许水，用线扎紧头尾，放砂锅内小火炖烂，调味服食。

（三）胃阴不足型

1. 山药粥：山药 60 克、大米 100 克。山药切碎后煮粥服食。

2. 麦冬粥：麦冬 30 克、大米 100 克。麦冬煎汤去汁，粥煮半熟后，加入麦冬汁及适量冰糖，煮粥同食。

3. 马铃薯粥：马铃薯（不去皮）300 克。洗净后切块，水煮成粥状，服时加蜂蜜。

4. 百合莲子糯米粥：百合 30 克、莲子 20 克、糯米 100 克，一并煮粥，粥成加红糖适量，再稍煮片刻服食。

5. 银耳炖冰糖：银耳 6 克。先用清水浸泡，洗净后加冰糖和少量水共放碗中，隔水炖一小时后服食。

6. 沙参淮竹炖瘦肉：沙参 15 克、山药 15 克、玉竹 12 克。加适量猪瘦肉同煮熟，加盐调味后服食。

7. 玉山鸽肉汤：玉竹 15 克、山药 20 克、净白鸽 1 只。鸽肉切块后，放砂锅中，加玉竹、山药和适量水，放入盐和其他调料，小火炖煮 60 分钟，肉烂后饮汤食肉。

（四）脾胃湿热型

1. 茯苓薏米粥：薏米 60 克、白茯苓 50 克、糯米 100 克。将茯苓打碎入砂锅内，加水 300 毫升，煎至 100~150 毫升，去渣取汁。薏米、糯米加水 500 毫升，煮粥熟后兑入茯苓汁，再稍煮片刻。

2. 蒲公英粥：蒲公英 40 克、粳米 50 克。先将蒲公英煎汁去渣，再与粳米同煮粥服食。

3.马齿苋粥：鲜马齿苋 60 克（干品用 30 克）、粳米 30 克。粥煮将熟，入马齿苋稍煮片刻即可。

4. 灯芯莲叶粥：灯芯花 10 克、莲叶 10 克、木棉花 30 克、炒扁豆 30 克、粳米 60 克。全部置锅内，加清水适量，小火煮成粥，调味后服食。

5. 薏米扁豆汤：薏米仁 30 克、白扁豆 30 克、佛手 9 克、山药 30 克。加水三碗煎成一碗后饮用。

（五）胃络瘀血型

1. 鸡蛋三七羹：鸡蛋 1 枚、三七粉 3 克。鸡蛋打入碗内，加三七粉、食盐、水适量后搅匀，置锅内，隔水蒸熟，淋麻油少许。

2. 甘楞粥：瓦楞子 20 克、甘草 10 克、粳米 100 克。先将瓦楞子、甘草研细粉备用。粳米加水 500 毫升煮粥。每次取药粉 10 克，温粥送服。

3. 黄皮寄生瘦肉汤：猪瘦肉 250 克、黄皮寄生 30 克、黑老虎 12 克、红枣 4 个。猪瘦肉切块，黄皮寄生切碎，与黑老虎、红枣同置锅内，加水适量，大火煮沸后用小火再煮 1 小时，调味后饮汤食肉。

三、溃疡病

胃与十二指肠溃疡，中医大致将其分为气滞、郁热、虚寒、阴虚、血瘀五种类型。

（一）气滞型

1. 茉莉花佛手粥：茉莉花 6 克、鲜佛手 10 克、大米 60 克。茉莉花、佛手用水煮开后捞出，加入大米煮粥，煮熟后加白糖适量服食。

2. 柚皮粥：鲜柚皮 1 个、大米 60 克，柚皮放炭火上烧去棕黄色的表层并刮净，放清水中泡一天，切块加水煮开后放入大米煮粥，加葱、盐调味后食用。每两天吃柚皮 1 个，连食 4~5 个。

3. 陈皮粥：陈皮 12 克、大米 60 克，一并煮粥，盐调味服食。

4. 砂仁煲猪肚：砂仁 10 克、猪肚 250 克。将猪肚洗净，加清水适量，煲至猪肚熟烂，盐调味，饮汤食肉。

5. 九里香煲鸡肉：九里香花 12 克、鸡肉 100 克。加清水共煲熟，盐调味，饮汤食肉。

（二）郁热型

1. 豆腐石膏汤：生石膏 30 克、豆腐 2 块。加清水适量煮 2 小时，加盐调味饮汤。

2. 西瓜水：西瓜瓤适量，挤汁饮用。

3. 小白菜白糖汁：小白菜 2 棵。洗净绞汁加入白糖，每日饮 1 杯。

4. 蒲公英煲猪肚：猪肚 1 个、蒲公英 60 克。加清水煲至猪肚烂熟，饮汤食肉。

（三）虚寒型

1. 砂仁粳米粥：砂仁 5 克、粳米 60 克。粳米煮成粥后，加入砂仁末，再煮片刻后服食。

2. 参蓍红枣糯米粥：党参、黄芪各 20 克，红枣 8 枚，糯米适量，一并煮粥，盐调味服食。

3. 姜韭牛奶羹：生姜 25 克、韭菜 250 克、牛奶 250 克（或奶粉二汤匙，加水适量）。将韭菜、生姜切碎，捣烂，绞汁，取汁加牛奶共加热煮沸后饮用。

4. 党参黄米茶：党参 30 克、炒米（糯米更佳）30 克。水煎代茶饮。

5. 老姜炖猪大肠：猪大肠一截（约 16 厘米长）、老姜 30 克、红枣 5 枚。猪大肠洗净，装入老姜、红枣及少许盐后，扎实两头，隔水蒸熟，食肉饮汤。

6. 七叶莲煲鸡肉：鸡肉 250 克、七叶莲 30 克。加清水适量煲熟，盐调味，食肉饮汤。

（四）阴虚型

1. 鲜包菜饴糖汁：包心菜 1~2 棵，洗净后捣烂绞汁，取汁加温后加入适量饴糖饮用。

2. 旱莲草红枣汤：鲜旱莲草 50 克、红枣 8~10 枚。加清水两碗煮至一碗，去渣饮汤。

3. 沙参麦冬粥：沙参、麦冬各 15 克、大米 100 克、冰糖适量，一并煮粥服食。

4. 百合糯米粥：百合 30 克、糯米 60 克、冰糖适量，一并煮粥服食。

5. 牛奶蜂蜜调白芨：牛奶 250 克、蜂蜜 50 克、白芨粉 6 克。牛奶煮沸，加入蜂蜜、白芨，调匀服食。

6. 鱼肚瘦肉炖冰糖：鱼肚 30 克、猪瘦肉 60 克、冰糖 15 克。加清水适量，隔水炖熟服食。

（五）血瘀型

1. 桃仁粥：桃仁 12 克（去皮、尖，研碎）、大米 60 克，一并煮粥成后加红糖适量服食。

2. 益母草粥：益母草 30 克、大米 60 克，一并煮粥服食。

3. 木耳红枣汤：黑木耳 20 克、红枣 20 枚。加清水适量煎汤服食。

4. 黑枣玫瑰汤：黑枣、玫瑰花各适量。枣去核，装入玫瑰花，放碗中盖好，隔水蒸烂，每次吃枣 5 个，每天 3 次，经常食用。

5. 仙人掌炒牛肉：鲜仙人掌 45 克、牛肉 60 克。将仙人掌切碎，牛肉切片，共炒熟，调味后吃牛肉片。

6. 桃仁煲墨鱼汤：桃仁 12 克、墨鱼一条。墨鱼洗净切块（不去骨），加清水适量煮汤，盐调味服食。

对于溃疡病有出血的患者，可选用下述药膳：

1. 荷叶藕节汤：鲜荷叶、藕节、蜂蜜适量。将鲜荷叶剪去边缘，叶蒂与藕节切碎，加蜂蜜，用木棍捶烂，加水煎煮服食。

2. 莲藕田七汁：鸡蛋 1 个、莲藕 250 克、田七 30 克。田七研成细粉备用。把鸡蛋打入碗内搅拌，加藕汁 30 毫升（用鲜藕洗净去皮后榨汁）及田七粉拌匀，少加适量冰糖，隔水炖熟服食。

3. 旱莲草红枣汤：鲜旱莲草、红枣适量。将两者洗净，加水两碗，煎至 1 碗，去渣饮汤。

第二节　推拿按摩疗法

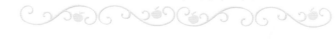

推拿按摩疗法是中医学的一个重要组成部分，自我按摩、足部按摩等方法也都能取得满意效果。

以下分别介绍四种疗法治疗各种胃病的具体操作。

一、自我按摩法

所谓自我按摩，也就是自己给自己按摩。它既可以缓解和治疗胃痛等症状，也可以防病强身。由于其操作方便，深受患者欢

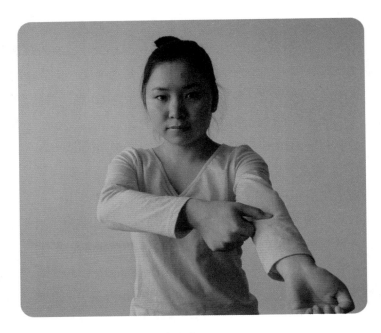

迎。在本法中，经常运用的手法有：

按法：用手指或手掌在身体的某一部位或穴位上，逐渐用力下压。在按的时候，用力方向要垂直于体表，力量要由轻到重，逐渐到达深部，不要使用突然爆发力。拇指力量较大，因此指按法多使用拇指按压，主要用于穴位按压。掌按法的按压范围较大，力量较强，多用于腹部和腰、背部。

摩法：将手掌微屈，轻放在体表一定的部位上，做环形而有节奏的抚摩。在摩的时候，腕关节伸直，肘关节微屈，顺、逆时针方向均可，手法应柔和，轻重、缓急均适中。一般做 10~15 分钟，身体局部若有发热、舒畅的感觉，并向身体内部深入时，多能获良效。本法多用于胸、腹部或胁肋部。

推法：用手指或手掌立于体表的一定部位，做单方向的弧线或直线运动。在推的时候，用力要稳，速度宜慢，着力部位要紧贴皮肤，切忌在皮肤表面来回摩擦，否则易致皮肤损伤。要有一定的压力，使力量能达到深层。其中直推法直线向前推，多用于四肢部，旋推法的用力方向则呈螺旋形，常用于腹部。

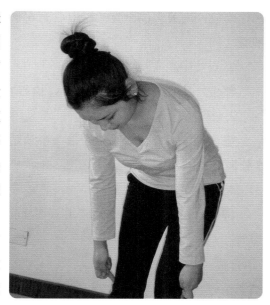

　　拿法：用拇指与食指、中指相对捏住某一部位或穴位的软组织，用力向内收，并向上提，同时持续不断地揉捏。动作应连绵不断，由轻到重，再由重到轻。本法刺激性较强，故常在拿法后，辅以揉、摩等其他手法，从而起到缓解作用。

　　揉法：用手掌的大鱼际（手掌的拇指侧部位的肌肉）或掌根、或手指的罗纹面作为着力点，吸定于一定的部位或某一穴位上，做轻柔和缓的环旋运动，从而带动皮下组织也随之旋动。

爱　心　提　示

　　本法虽轻柔，但力量要加在皮下组织中。其中，指揉法多用于四肢的穴位，常与点、按法配合使用。掌揉法多用于胸腹部，力量由轻而重，以能忍受为度，常配合摩法使用。

　　各种胃病的具体操作如下：

（一）急性胃炎

　　1. 按揉内关穴：

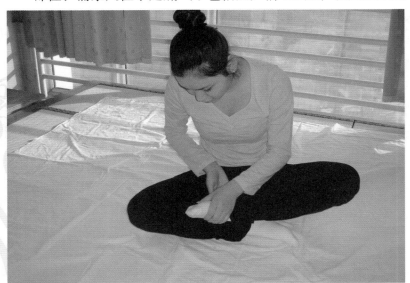

部位：内关穴位于腕横纹中点上6厘米（约三横指），在两条肌腱之间。

2.点按中脘穴：

部位：中脘穴位于腹正中线，恰好在脐与剑突的中点。

3.摩腹法：

患者仰卧，搓热双手后，以一手掌贴于胃脘部顺时针揉摩3~5分钟。

4.按揉足三里穴：

部位：足三里穴位于外膝眼下四横指，胫骨缘向外拇指一横指处。

（二）慢性浅表性胃炎

治疗急性胃炎的按揉足三里穴、内关穴、点按中脘穴、摩腹法等四法均可施用。此外，可选用以下诸法：

1.搓涌泉穴：

部位：涌泉穴位于足底（不包括趾）前1/3处，在足趾跖屈时呈凹陷处。

2. 搓三阴交穴：

部位：三阴交在内踝高点上四横指，胫骨内侧面后缘。

3. 点掐公孙穴：

部位：公孙穴位于脚部第一跖骨基底部的前下缘，赤白肉际上。

4. 点梁门穴：

部位：梁门穴位于脐上 13 厘米，腹部正中线旁开 6 厘米处。

(三) 慢性萎缩性胃炎

搓涌泉穴、三阴交穴，点掐内关穴、公孙穴，按揉足三里穴等同前法。此外尚可选以下诸法：

1. 推中脘穴。操作时，双手四指并拢，用四指的指面部分，附着于中脘穴，然后向下均匀推至脐上部，重复 20 次。

2. 左右手分别放在腹部上下，左手的掌面紧贴在胃的部位，自左向右旋转揉摩，右手的掌面紧贴在下腹部，由右向左旋转揉摩，彼此交替环绕揉摩腹部。每分钟约 30 次，持续 2 分钟。

3. 左右两手掌重迭，左手的掌心置于脐上，右手的掌心按压在左手背上，均匀用力，自左向右旋摩全腹，速度由缓而快，以腹内有热感为佳，持续 2 分钟。

4. 双手四指相对交叉，放前胸上，用掌指面自上腹部推至下腹部，重复 20 次。

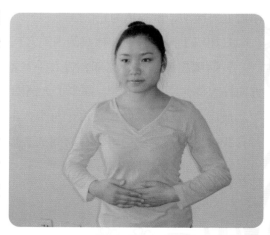

（四）胃、十二指肠溃疡

在进行自我按摩前，患者采取半躺的姿势，在背和头下放两、三个枕头，两腿伸直，尽可能放松肌肉。可采用以下几种方法操作：

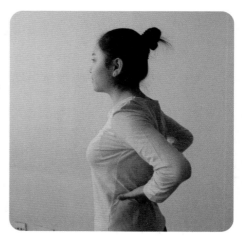

1. 右手手指微屈，放在从胸骨往左的肋间空隙处，来回滑动作直线性按摩。随后沿同一方向，用手指在肋间隙上作圆形揉搓，然后换另一侧做相同的动作。每侧2分钟。

2. 用双手指腹，在肋骨与胸骨连接部位的胸骨边缘，做由上而下、由下往上的直线性揉摩2~3次，然后在相同部位作螺旋式揉摩2~3次，时间各为2分钟。

3. 患者取坐位，用双手掌紧按背部脊柱两侧，尽量靠上部，用力上下搓动，至发热为止。

4. 用双手拇指分别按揉双侧内关穴、足三里穴，每穴2分钟。

5. 两腿屈膝，放松腹部，将右手掌置于腹部中间，按顺时针方向在腹部作圆圈形按摩，逐步扩大圆圈，重复3次。

最后要提醒大家的是，由于每个人的情况不同，因此，在进行自我按摩时，手法的轻重、时间的长短、按摩的次数等应根据自身的承受能力加以选择。

爱 心 提 示

对于慢性胃病患者来说，贵在坚持，不可半途而废。自我按摩的时间，最好选择在晨起时或夜间睡觉之前。每次按摩前，应洗净双手，轻轻摩擦，然后进行操作。

二、足部按摩法

足部按摩疗法又称足反射疗法，它是运用按摩手法，刺激人体各个脏腑器官在足部的相应反射区，从而达到治疗疾病目的的一种方法。

足部的一些特定部位是脏腑经络之气聚集和出入之处。内脏的病变，往往可以通过经络反映到足部，而出现压痛和小结节等异常情况。如果对这些部位给予一些治疗性的刺激，也能通过经络传导到内脏和有关部位，治疗相应的内脏疾患。

爱 心 提 示

双足的各反射区就好像是反映全身状况的一面镜子，它用无声的语言告诉我们身体的健康状态。这些反射区，既是疾病的反映部位，也是治疗的刺激部位。

足反射疗法，具有简便易行、安全有效等特点，无毒无不良反应，尤其适用于年老体弱及婴幼儿患者。

治疗胃病的常用足部按摩手法主要有：

1. 食指节按压法：以一手持脚，另一手半握拳，食指弯屈，以食指的第一指间关节顶点为施力点。

2. 拇指端点按法：以一手持脚，另一手拇指指端施力按压。

3. 拇指腹按压法：以一手持脚，另一手的拇指指腹为施力点按压。

4.食指刮压法：以拇指固定，食指弯屈呈镰刀状，以食指内侧缘施力进行刮压按摩。

5.双指和拳法：以一手持脚，另一手半握拳，食指、中指弯曲，以食指、中指的第一指间关节顶点施力按摩。

对于慢性病症，应采取全足按摩。先从左脚开始，按摩三遍肾—输尿管—膀胱三个反射区后，按脚底→脚内侧→脚外侧→脚背的顺序进行，结束时，再将肾—输尿管—膀胱三个反射区按摩 3 遍。然后依同样次序按摩右脚。按摩时，大的次序不能乱，小的变动则是允许的。

爱 心 提 示

对于急性病症，大致按全足按摩的顺序进行，但在重点的反射区进行重手法按摩，以求速效。

在介绍各种胃病的足部按摩手法之前，还有几点要加以说明：

首先，按摩的力度要适当，一般以患者有酸痛感且能耐受为度。相对而言，按摩时刺激强一点，痛感重一点时效果较好。但对于体弱、重病、心脏病、痛觉敏感者等，应适当减轻力度。如果患者在按摩时出现脸色苍白、大汗、头晕、恶心等，应立即停止按摩，让患者平卧片刻，恢复正常后，用轻刺激手法进行按摩。

其次，在按摩的时间安排上，一般每个反射区按摩 2~3 分钟为宜，急性病患者可适当延长。每次按摩时间在半小时左右，每天可按摩 1~2 次，慢性病患者最好隔日 1 次，长期坚持，以巩固疗效。按摩最好在饭后 1 小时进行。

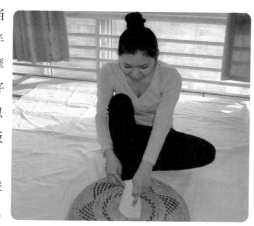

最后，完成足部按摩后，患者应多喝温开水，以促进人体之新陈代谢。

我们再来看看各种胃病的常用足部按摩治疗方法：

（一）急性胃炎

主要反射区为：胃、肠、腹腔神经丛。

操作时，患者取坐位或半卧位，将脚置于床或凳上。术者以食指节按压法，由脚趾向脚跟方向顶按压，并压刮 4~6 遍，使患者局部产生明显酸痛感，时间 5~10 分钟。

辅助反射区为：副甲状腺、上半身淋巴系统、下半身淋巴系统。

操作时，患者取坐位或半卧位，术者用食指关节弯屈部找到反射区后，逐渐加力按压，有酸胀感时松指，反复操作 3 分钟。

(二) 慢性浅表性胃炎

主要反射区为：胃、十二指肠、腹腔神经丛、头。

操作时，患者取坐位，脚置于床或凳上。术者先以食指节按压法，点按胃、十二指肠、腹腔神经丛反射区，均向脚跟方向用力，使局部产生明显的酸痛；然后用拇指端点按法点按头部反射区，一压一放，操作 7~8 分钟。

辅助反射区为上、下半身淋巴系统。操作同急性胃炎。

(三) 慢性萎缩性胃炎

主要反射区为：肾、输尿管、膀胱、甲状旁腺、脾、胃、十二指肠、胰、小肠、腹腔神经丛。

操作时，患者取坐位或半卧位，脚置于床或凳上。先按摩左脚。术者以食指节按压法，由脚趾向脚跟方向，分别按摩肾、输尿管、膀胱、脾、胃、十二指肠、副甲状腺、胰反射区 3~6 遍。然后以食指关节顶点施力，由脚跟向脚趾方向挑刮腹腔神经丛反射区 3~5 遍。再以双指和拳法施力按摩小肠反射区 3 遍，用力要均匀柔和，以局部有酸胀而无刺痛感为佳。右脚按摩法相同。

(四) 胃、十二指肠溃疡

辅助反射区及操作法同慢性表浅性胃炎。

最后再用食指节按压肾、输尿管、膀胱反射区 3 次。

主要反射区：胃、十二指肠、胰、腹腔神经丛。

操作时，用食指节按压法按摩以上各反射区 1 分钟，力量均匀而深沉，向心方向用力。然后用食指节顶点施力，由脚趾向脚

爱心提示

辅助反射区为上半身和下半身的淋巴系统。操作时以拇指腹按压法按摩辅助反射区 5 分钟。

跟方向压刮以上反射区 3~5 次。

三、推拿按摩法

推拿按摩法，是指用手或肢体的其他部位，按各种特定的技巧动作，在体表操作以防治疾病的方法。

捏脊法：操作时，患者俯卧，背部肌肉放松。操作者将两手食指屈曲，以食指中节的背面紧贴脊柱两侧皮肤，拇指与食指中节相对捏起皮肤，随捏随提随放，双手交替捻动，由尾骨尖向颈部推进。操作过程中要做到随提、随捻、随揉、随放、随推。在行至有关穴位时，可用力上提数次。具体方法是：食指向上顶，同时拇指向后牵拉，常可听见"啪"的声响。捏起皮肤高度一般为 0.5~1.5 厘米，捏脊1 遍 10~15 秒，每次治疗要连续操作 3~5 遍。

在进行推拿按摩疗法之前，须对疾病有明确之诊断。有些严

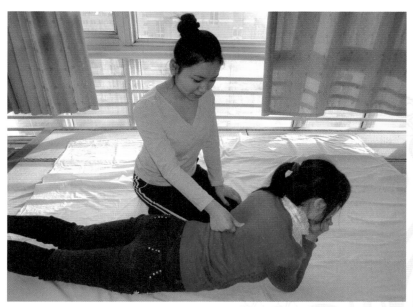

重疾患、癌症或有出血倾向者禁行推拿，妊娠期及月经期妇女腹部、腰部亦不宜使用推拿手法。推拿之手法、程序、强度，应根据患者之治疗反应进行调整。对于慢性病患者，推拿治疗应持之以恒，不可急功近利。

常见胃病的推拿按摩治疗：

（一）急性胃炎

1. 腹部穴位按摩：患者仰卧，术者坐其右侧，先用一指禅推法、摩法在上腹部和下腹部往返治疗，使热透于胃部，持续 5 分钟。后按揉中脘穴、天枢穴（在脐旁6 厘米，左右各 1 穴），时间为 5 分钟。

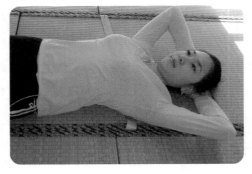

2. 背部穴位按摩：患者俯卧，术者立其一侧。用一指禅推法，从背部脊柱两旁（距脊柱 5 厘米）由上至下往返 4~5 次，然后用揉按法在肝俞、胸俞、脾俞、胃俞、三焦俞（位置分别在第 9~13 胸椎旁开 5 厘米处）治疗，凡有明显压痛处，做重点治疗，时间 10 分钟。

3. 擦两胁：患者取坐位。术者站其身后，用双手掌从上向下擦两胁部，反复操作 10 分钟。

（二）慢性浅表性胃炎

1. 常用的穴位按摩：常用穴位包括中脘、梁门、天枢、足三里、三阴交、内关、公孙穴等。操作时，患者仰卧。术者用双手中指点梁门穴半分钟，然后用拇指点中脘穴及天枢穴各半分钟，用力掌握"轻→重→轻"的原则。足三里和三阴交穴可用拇指指腹各按摩 1 分钟。术者左手拇指点掐患者右手内关穴，同时右手点掐患者左侧公孙穴，然后交替点掐相应部位，用力"轻→重→轻"，每穴点掐半分钟。

2. 背部夹脊穴按摩：背部夹脊穴，是指从第一胸椎直到第五腰椎的突起下向旁边 1.6 厘米的一组穴位。在操作时，患者俯卧，术者以两手拇指端分别置于两侧的夹脊穴处，沿脊柱两侧由上而下有节奏地进行点按，反复操作 3~5 分钟。然后用双手拇指分别在膈俞、肝俞、胆俞、脾俞、胃俞、三焦俞、肾俞等穴位按压，用力由轻到重，每穴点半分钟；也可用前面介绍的捏脊法进行治疗。在运行到上述穴位时，可用力向上提数次，反复操作 3~5 遍，时间 10 分钟。

（三）慢性萎缩性胃炎

1. 点穴法：用一指禅法或指揉法分别按揉足三里穴、内关穴、公孙穴 3~5 分钟。

2. 背部按摩：要求同慢性表浅性胃炎的背部夹脊穴按摩。

3. 腹部按摩：患者取仰卧位，术者坐其一侧，以一手掌平贴于患者胃脘部，顺时针方向环形摩动 5 分钟，然后用一指禅法在中脘穴治疗 5 分钟，使胃部有温热感并向内渗透为佳。

4. 擦两胁：患者取坐位。术者立其身后，用双手掌根同时擦患者两胁部，自上而下，时间 10 分钟。

（四）胃、十二指肠溃疡

前述治疗胃炎的各种推拿按摩手法多能选用，操作要求也大致相同。穴位可加用章门穴（位于第十一肋游离端）、期门穴（乳头直下，第六肋间隙），采用拇指按揉法。

还可采用肋间隙治疗法。患者仰卧，术者用一指禅推法沿着患者肋间隙治疗，均从胸部正中线开始，由上而下一个一个肋间隙治疗，先推左侧，后推右侧，每侧约用 5 分钟。

以上向大家介绍了胃病的三种常见推拿按摩法，特别是前两种方法，普通人就能很容易掌握。但最重要的在于坚持，尤其是对于慢性胃病患者，起效较慢，患者和医师都应要有足够的信心和耐心。

第三节　针灸疗法

分针刺治疗和灸法治疗两部分。

一、针刺治疗

（一）急性胃炎

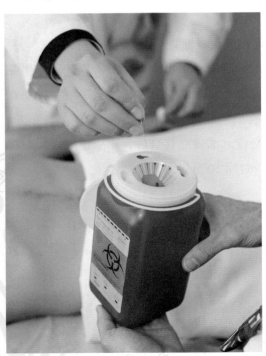

1. 毫针：毫针是用金属制作而成的，以不锈钢为制针材料者最常用。九针之一，针尖锋利针身较细。

取穴：

（1）主穴：内关、中脘、足三里。

（2）配穴：寒湿型加公孙、阴陵泉。

食滞型加梁门、下脘、天枢。

湿热型加合谷、内庭。

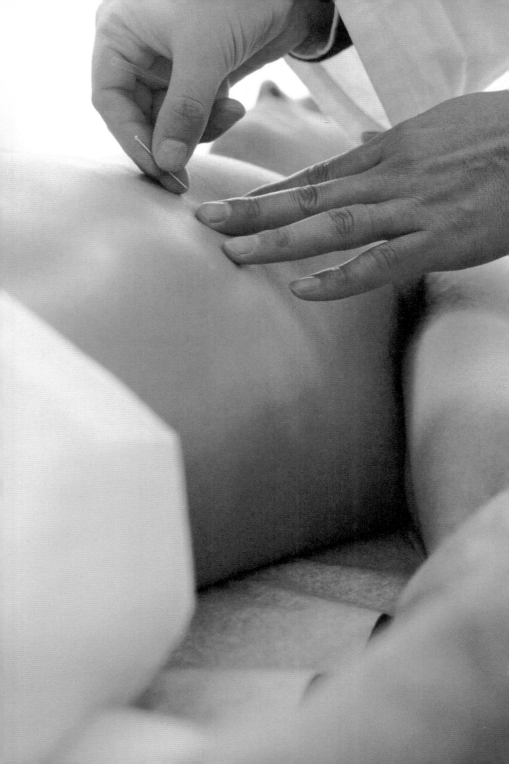

2. 头针：头针是在头部进行针刺以治疗各种疾病的一种方法。有的是根据脏腑经络理论，在头部选取相关经穴进行治疗。

取穴：双侧胃区。

3. 耳针：耳针是指使用短毫针针刺或其他方法刺激耳穴，以诊治疾病的一种方法。

取穴：

（1）主穴：脾、胃、交感、神门。

（2）配穴：肝、腹、内分泌、口、肺。

4. 电针：电针用针刺入腧穴得气后，在针上通以（感应）人体生物电的微量电流波，分为连续波和断续波，以刺激穴位，治疗疾病的一种疗法。

取穴：中脘、内关、足三里。

（二）慢性胃炎

1. 毫针：

取穴：

（1）主穴：中脘、内关、足三里、胃俞。

（2）配穴：肝胃不和型加肝俞、太冲、行间。

脾胃湿热型加下脘、天枢、内庭。

脾胃虚弱型加脾俞、气海、三阴交。

胃阴不足型加三阴交、太溪。

瘀血内阻型加血海、膈俞。

2. 梅花针：

取穴：胸椎 5~12 两侧、上腹部、中脘、足三里。

方法：重点叩打胸椎 5~8 两侧，中度刺激。

3. 耳针：

取穴：胃、神门、交感、内分泌、皮质下。

4. 头皮针：

取穴：胃区、感觉区。

5. 电针：

取穴：中脘、下脘、天枢、足三里。

（三）胃、十二指肠溃疡

1. 毫针：

取穴：

（1）主穴：中脘、内关、足三里。

（2）配穴：气滞型加肝俞、胃俞、太冲。

郁热型加胃俞、丰隆、天枢。

虚寒型加脾俞、胃俞、梁门、建里。

阴虚型加梁丘、太溪、阴陵泉。

瘀血型加血海、膈俞、三阴交。

2. 梅花针：

取穴：背部第7~12胸椎两侧之夹脊穴、足太阳膀胱经的背俞穴及足阳明胃经。

3. 耳针：

取穴：

（1）主穴：胃、神门、交感、皮质下。

（2）配穴：十二指肠溃疡加刺十二指肠。

腹胀加三焦、脾、腹。

呃逆、反酸加肝、脾。

4. 头皮针：

取穴：双侧胃区。

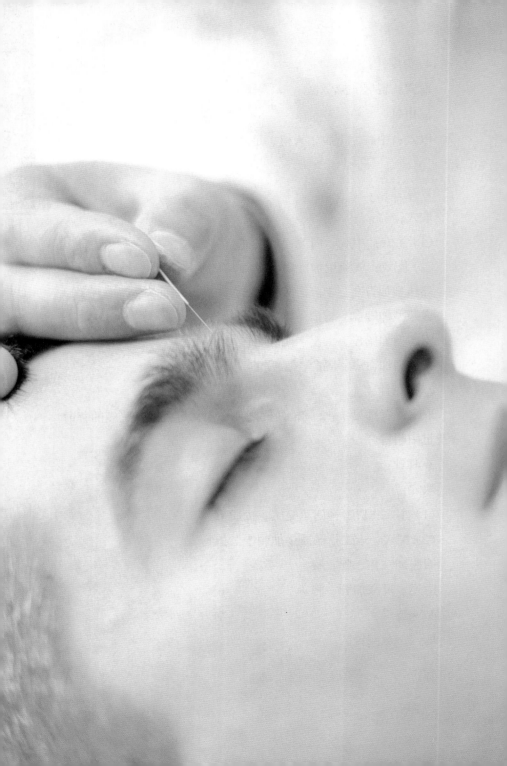

二、灸法治疗

治疗胃痛常用的灸法有艾条灸、艾炷灸、灯芯草灸、温灸器灸、温针灸。

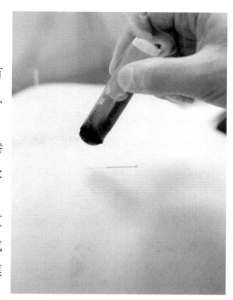

1. 艾条灸：又称为艾卷灸，常分为温和灸、雀啄灸两种。

2. 艾炷灸：将纯净的艾绒放在平板上，用手搓捏成圆锥形的艾炷，如麦粒或莲子大。灸时每燃完一个艾炷，称为一壮。常分直接灸和间接灸两种。

3. 灯芯草灸：操作时，取 10~13 厘米长的灯芯草一根，一端蘸以麻油或其他植物油，浸 3 厘米左右，点燃后，对准穴位快速猛一接触，然后迅速拿开，听到"啪"的一声，即为成功。如无响声，可重复 1~2 次。灸后以皮肤略发黄或起小泡为佳。

提醒大家，对于胃炎的湿热型、消化性溃疡的热郁型，一般不适宜用灸法，对于阴虚型也要少用。患者在饥饿、饱食、劳累、情绪不安等状态下，最好不要施灸。各种胃病的具体灸法和部位如下：

（一）急性胃炎

1. 艾条温和灸：

部位：中脘穴、天枢穴、足三里穴。

2. 艾条雀啄灸：

部位：中脘穴、合谷穴、足三里穴。

3. 隔姜灸：

部位：中脘穴、梁门穴。

每穴灸 5~7 壮。

4. 灯芯草灸：

部位：中脘穴、内关穴、足三里穴。

每穴灸一壮（听到"啪"的一声响为 1 壮）

（二）慢性胃炎

1. 艾条温和灸：

部位：中脘穴、胃俞穴、足三里穴、气海穴、脾俞穴

每次选用 2~3 个穴位。

2. 隔姜灸：

部位：中脘穴、梁门穴、气海穴、足三里穴

每次选用 2 穴，每穴灸 5~7 壮。

3. 灯芯草灸：

部位：中脘穴、内关穴、足三里穴

每穴灸 1 壮。

（三）胃和十二指肠溃疡

慢性胃炎的各种灸法，均可施用。

需要注意的是，在施灸时，一次治疗应以一种灸法为主，不要太杂。常用的穴位，应该交替使用，以提高疗效。

第四节　气功疗法

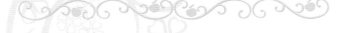

下面介绍几种适合胃病患者的气功锻炼方法。

一般来说，在胃炎、溃疡病的急性发作阶段，比较适宜采取

卧式放松功与卧式保健功，同时应配合中西药物及其他疗法，以期尽快缓解症状。在恢复期，患者可选取"内养功"、"六字诀"、"站桩功"、"真气运行法"等进行锻炼。具体介绍如下：

一、慢性表浅性胃炎

（一）内养功

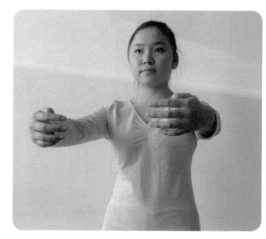

姿势：两足开立与肩同宽，全身放松，两膝放松似屈非屈，松腰塌胯，含胸拔背虚腋，沉肩坠肘，目向前平视，两唇微闭，舌抵上颚。也可采取坐势。

呼吸：用鼻吸气后停顿片刻，再把气徐徐呼出，可以只用鼻呼吸，也可口鼻兼顾。

意守：意念领气中守于小腹（丹田），时间为 10 分钟。

（二）六字诀

姿势：采取立势（与内养功姿势同）。

呼吸：姿势摆好后，调整呼吸，微微如安睡状态，此时全身放松，只用鼻吸气；与此同时，两手从下丹田上提，手心朝上，右手继续上提至膻中，两手内旋，翻掌手心向下按，此时开始呼气，并读出"呼"字，同时左手下按；右手继续翻转，向外向上托起，并读"呼"字，右手托至额前上方，左手下按至左胯旁，至此一次呼吸尽。随即第二次吸气开始，右手心内旋使手心朝向面部，从面前徐徐落下，同时左手内旋使手心朝

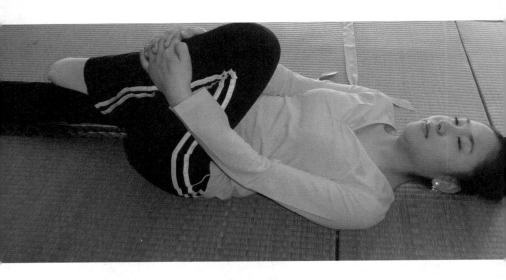

向身体一侧沿腹胸上举，两手在胸前重迭，右手在外，左手在里，内外劳宫穴相对，然后左手上托，右手下按，做第二次呼气，并读"呼"字。

意守：呼吸时，以意领气，沿足太阴脾经的运行路线走行，重复6次呼吸。时间为10分钟。

二、慢性萎缩性胃炎

姿势：采用坐势，身体靠于椅子或沙发背上，姿势自然端正。口眼微闭，正视前方，松肩坠肘，含胸拔背，双手掌放于大腿上，膝关节呈90°，两腿分开与肩宽，头部要求悬顶勾腮，即内收下颌，使头顶上的百会穴（两耳间连成一线的中心点）与天突穴垂直，舌抵上颚。

呼吸：开始自然呼吸，逐步过渡为腹式呼吸，鼻吸鼻呼，要求自然、柔和不闭气。

意念：首先依次放松身体各部分，从头→颈→肩→臂→躯干→双腿→双足。重复3次。

経两耳　　　　経两乳

其次按下列步骤贯气：

1. 百会 → 天突 → 两侧气户 → 丹田 →

経大腿两侧　　　　経身体内部　　　経两腿内侧

会阴 → 涌泉

2. 百会 → 会阴 → 环跳 → 涌泉

経枕部　　　　沿脊柱

3. 百会 → 大椎 → 命门 → 两侧肾俞 →

経大腿外侧

环跳 → 涌泉：

最后，意念集中于丹田，想、听、内视丹田部位，约 10 分钟，以自我感觉舒适为度。

收功：深腹式呼吸 3 次后，意念放松，慢慢睁开双眼，按摩面部数次。

三、胃、十二指肠溃疡

1. 铜钟气功：

姿势：一般采用站功，病情较重、体质较弱者，可先练卧功。

呼吸：先做自然呼吸，后再做腹式深呼吸，时间为 3 分钟。

意守：意守中脘穴或丹田。时间为 3 分钟。

辅助功：搅海。先用舌尖抵触上唇根部，然后以舌尖和舌前部按顺（逆）时针方向搅动上下唇和两腮。左右各 36 次，此时口中津液增多，以津液漱口 36 次，再将津液分 3 次缓缓咽下。时间为 4 分钟。

2. 强壮功：

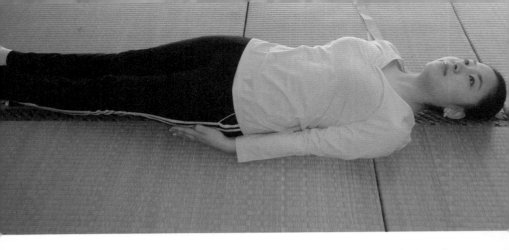

姿势：自然盘膝；也可采用站势，即立正姿势。要求头正直，两脚开立与肩同宽，微屈膝，两手微屈放于小腹部前，两手心相对，距离约 10 厘米。

呼吸：分静呼吸法、深呼吸法及逆呼吸法。各 2 分钟。

（1）静呼吸法：如平时呼吸般自然。呼吸时要均匀、细缓。

（2）深呼吸法：在自然的基础上，比平时呼吸深长些，逐渐调整到静细、深长、均匀。

（3）逆呼吸法：腹肌配合运用，与平时呼吸相反，吸气时腹肌收缩，呼气时扩张。

意守：练功时思想集中想丹田（脐中或脐下 5 厘米左右处）。要似有似无地想，不能精神紧张地守丹田。时间为 4 分钟。

上面向大家介绍了常见胃病的几种常用功法，患者可以根据自己的情况，选择适宜的锻炼方法，持之以恒，必有成效。但在锻炼时，每一阶段应以一种功法为主，不要练得太杂，以免影响疗效或者发生偏差。

胃病患者在进行气功锻炼时，还应该注意以下几个问题：

在胃病的急性发作期，或是对于病情较重、体质较弱的胃肠病患者，应多选用卧式练法，有利于胃内食物较顺利地通过幽门到达小肠，有利于消化和吸收。在病情的恢复期或对于病情较轻的患者，则可选用立式或坐式。

慢性胃病患者在练气功时要注意练养结合，也就是练功和合理休息并重。每次练功，在练习了一段功法后，可以暂时放弃锻炼，全身放松，静养 10~20 分钟，静养后可继续再练。

在练功的时间安排上，如果作为保健或巩固疗效，一般每次以半小时至 1 小时为宜，每天 2~3 次。另外，在饥饿或过饱的情况下，不宜练功。

第五节　药物敷贴疗法

药物敷贴疗法是中医的外治法之一。

药物敷贴疗法，方法简单、易学易会、价格低廉、适应证广、疗效高，且无毒不良反应，有很大的推广价值。但在使用本法时，以下几个问题要多加注意：

对于皮肤过敏的患者，不要使用刺激性较强的药物；小儿肌肤娇嫩，尤其要注意；而且贴药的时间不宜太久。脐部皮肤较薄，故在脐疗时，如果药物刺激性较强，可在用药前先在脐部涂一层凡士林。另外，凡用炒

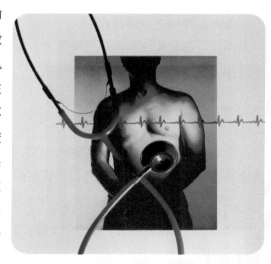

热之品敷贴穴位，温度不宜太高，以防烫伤。

用药的剂量不宜过大，更不应长期连续用药。治疗急性病，病愈即去药；慢性病或预防保健用药，一般 1~2 天换药一次。

治疗中（主要在脐疗时）出现不良反应，如疼痛、过敏等，应立即去药。有个别患者，在脐疗用药开始的几天，可能会出现腹部不适，隐隐作痛，一般几天后可自行消失，不必过分紧张。

对于孕妇、久病体弱、有严重心脏病的患者，使用本法要慎重，尤其是在施用脐疗时。

下面具体来看一看如何使用药物贴敷疗法。

一、急性胃炎

处方一：白芷 60 克、小麦粉 15 克。

选穴：神阙穴（脐疗）。

用法：把白芷研成细末，与小麦粉合 1 处，以食醋调成稠状。把药糊敷脐上，纱布包扎固定。至治愈为止。

处方二：吴茱萸 15 克、高良姜 15 克、萝卜末 60 克。

选穴：神阙穴（脐疗）。

用法：将前两味药捣碎，搀入萝卜末备用。将药填敷于脐上，盖以纱布。至治愈为止。

二、慢性胃炎

中医将慢性胃炎辨证分为五种类型，患者可针对自身的情况，或在中医师指导下，选择适合自己证型的敷贴方法。

（一）肝胃不和型

处方一：吴茱萸 5 份、白胡椒 2 份、丁香 1.5 份、肉桂 1.5 份。

选穴：中脘、胃俞、肝俞、脾俞。

用法：将以上药物共研为细末，密封备用。治疗时取药粉 10 克，加酒炒热，每次交替贴于上述四穴中的两个，敷盖纱布，外加胶布固定。每天换药 1 次。

处方二：青皮、川楝子、吴茱萸、玄胡索各 12 克。

选穴：神阙穴（脐疗）。

用法：将以上四味药混合研成细末，贮瓶密封备用。取药末适量填满患者脐窝，盖以纱布，以胶布固定。每天换药一次。

（二）脾胃湿热型

处方一：山栀子 4 份、生姜 1 份。

选穴：中脘、足三里、脾俞、胃俞、胃痛部。

用法：将山栀子、生姜捣碎研烂，用白酒调成糊状，取适量敷于上述穴位或胃痛部，盖以纱布，胶布固定，每日换药一次。

处方二：仙人掌适量。

选穴：神阙穴（脐疗）。

用法：将仙人掌去刺，洗净，捣烂，用消毒纱布包好，敷于脐上，胶布固定，每日 1 次。

（三）脾胃虚弱型

处方一：苍术 20 克、川椒 15 克；干姜、附子片、檀香各 10 克。

选穴：中脘、脾俞、胃俞。

用法：上药混合，研碎为末，过筛，用姜汁调药末成膏状。取药膏适量敷于上述 3 穴，盖上纱布，用胶布固定，每日换药 1 次。

处方二：辣椒根、荞麦叶、石菖蒲、枣树皮各 12 克；陈皮 9 克、艾叶 20 克、生姜 3 片、葱白 15 克、食盐 30 克。

选穴：神阙穴（脐疗）。

用法：将前六味药混合共碾成细末，与生姜、葱白共捣烂，再加食盐混合均匀，在锅内炒热，用布包裹。将药趁热熨于患者脐部，外用胶布固定。每天换药 1~2 次。

（四）胃络瘀血型

处方一：当归 30 克、丹参 20 克；乳香、没药各 15 克。

选穴：中脘、足三里。

用法：上药共研成粉末，用姜汁调为糊状，涂于穴位上，每日 3~5 次。

处方二：木香、乳香、没药、五灵脂、蒲黄各 12 克。

选穴：神阙穴（脐疗）。

用法：将上药研成极细粉末，贮瓶备用。先将患者脐孔皮肤用温水洗净，趁热将药末填满脐窝，盖以软纸，外用胶布固定。每两天换药 1 次。

（五）胃阴不足型

处方一：生姜 90 克、面粉 30 克、鸡蛋清 3 个。

选穴：中脘。

用法：先将生姜捣烂，然后和面粉拌匀，再加入鸡蛋清炒热，敷于中脘穴，盖以纱布，以胶布固定。每日换药 1 次。

处方二：莱菔子、五倍子各 12 克、金樱子 20 克、葱白、生姜适量。

选穴：神阙穴（脐疗）。

用法：将前三味药混合，共研细末，与生姜、葱白共捣烂如膏状。取药膏适量，敷于患者脐部，盖以纱布，胶布固定，每天换药 1 次。

三、胃溃疡

中医将胃溃疡辨证分为五种类型，分别进行敷贴方法。

（一）气滞型

处方一：高良姜 10 克、陈皮 8 克、香附 12 克、公丁香 6 克。

选穴：中脘、胃俞、肝俞、脾俞。

处方二：香附 10 克、玄胡索 10 克、川楝子 10 克、白芷 30 克。

选穴：神阙穴（脐疗）。

（二）热郁型

处方一：大黄、元明粉、栀子、香附、郁金各 30 克；滑石 60 克；甘草、黄芩各 15 克。

选穴：中脘、胃俞、胃痛部。

处方二：生栀子 10 枚、淡豆豉 20 粒、生香附 10 粒、生姜汁适量。

选穴：神阙穴（脐疗）。

（三）瘀血型

处方一：五灵脂 1 克、蒲黄 1 克、砂仁 1 克、大黄 1 克、丹参 10 克、檀香 6 克。

选穴：中脘、胃俞、胃痛部。

处方二：甲鱼膏（甲鱼、生三棱、乳香、没药）。

选穴：神阙（脐疗）。

（四）虚寒型

处方一：荜拨、干姜各 15 克；甘松、细辛、肉桂、吴茱萸、白芷各 10 克；大茴香 6 克、艾叶 30 克。

用法：将以上药物共研为细末，用柔软棉布 40 厘米，折成 20 厘米见方的布兜，内铺一薄层棉花。将药末均匀撒上，外层加一块塑料薄膜，然后用线密缝好，防止药末堆积或漏出，日夜兜贴于胃脘部。一般在胃痛季节立冬开始，至第二年春分除去。药末 1~2 个月换 1 次。

处方二：当归、白芷、乌药、小茴香、大茴香、香附各 12 克；木香 60 克；乳香、母丁香、没药、肉桂、沉香各 30 克；麝香 4.5 克。

选穴：神阙穴（脐疗）。

（五）阴虚型

处方：鲜毛茛数根。

选穴：中脘、胃俞、肾俞。

第六节　中医的其他传统疗法

拔罐法、刮痧法和经络锻炼法三种中医传统疗法在胃病治疗和保健中的应用。

一、拔罐疗法

各种胃病的拔罐部位和方法：

（一）急性胃炎

主要拔中脘穴和胃俞穴。拔中脘穴时，患者仰卧。皮肤消毒后，用三棱针在中脘穴点刺 2~3 下，然后用闪火法拔罐，留罐 5~10 分钟，出血少许。或在中脘穴直接拔罐，留罐 10 分钟。拔胃俞穴时，患者俯卧。先在胃俞穴附近找到压痛点，操作同中脘穴。

（二）慢性胃炎

1. 留罐法：常用穴位有中脘、大椎、脾俞。拔中脘穴时，患者仰卧，留罐 10 分钟，然后改俯卧，在大椎、脾俞各拔一罐，留罐 10 分钟。

2. 刺络拔罐法：常用穴位有中脘、肝俞、胃俞。方法同急性胃炎。

（三）胃和十二指肠溃疡

常用两组穴位：第一组为大椎、肝俞、脾俞；第二组为身柱、胃俞、中脘。用刺络拔罐法，方法同前，每次用一组穴位，两组交替使用。

二、刮痧疗法

胃病的刮痧治疗：

（一）急性胃炎

主穴摩中脘、天枢、气海三穴。可以用木制刮具蘸药液（处方：当归、没药、五加皮、皮硝、青皮、川椒、香附子各 10 克，丁香、地骨皮各 3 克，丹皮 6 克、老葱 3 根，麝香 0.3 克。水煎），刮以上三穴的部位，用中等刺激强度，刮 3~5 分钟。

（二）慢性胃炎

主穴选用中脘、脾俞、胃俞。配穴选用内关、足三里，肝气犯胃加刮太冲、期门，脾胃虚弱加刮章门。用刮痧板蘸取上面的药液进行刮摩，方向为顺皮肤纹理由内向外。一般主穴用中度刺激刮 3~5 分钟，配穴用轻度刺激刮 3 分钟。

（三）胃、十二指肠溃疡

主穴选用幽门（脐上 20 厘米，前正中线旁开 1.6 厘米处）、阴都（脐上 13 厘米，前正中线旁开 1.6 厘米处）、腹通谷（脐上 16 厘米，前正中线旁开 1.6 厘米处）。用刮痧板蘸取药液（处方：伸筋草、透骨草、荆芥、防风、防己、附子、千年健、威灵仙、桂枝、秦艽、羌活、独活、路路通、麻黄、红花各等份，一并研为细末，放入盆内煮 20~30 分钟取出候用），用中度刺激刮 3~5 分钟。

刮痧虽然简单，有几个问题也要引起重视：

1. 病情危重时，本法应禁用。如果刮痧部位的皮肤有溃烂、损伤、炎症时，也不能使用；对本法有恐惧或痛觉敏感者，忌用本法。

2. 治疗时，保持室内空气流通，也要注意避免患者感受风寒。

3. 刮痧工具必须边缘光滑，没有破损。治疗时不可干刮，要不时蘸水、油或药液，保持润滑，防止刮伤皮肤。

4. 刮完后，应擦干水、油或药液，并在青紫处抹少量驱风油，让患者休息片刻。

5. 刮完一次后，隔 1~2 天再重复施刮，疗程一般为 3~5 次（急性病以治愈为度），一个疗程不能解决，可以继续第二个疗程治疗。

三、经络锻炼法

经络锻炼法——三一二经络锻炼法。简而言之，“三”就是按摩合谷、内关、足三里三个穴位；“一”就是一个以腹式呼吸为主的基本的气功锻炼；“二”就是做一些以两条腿为主的、力所能及的、适当的体育锻炼。

选择与胃病关系最为密切的四条经络：足阳明胃经、足太阴脾经、足太阳膀胱经和任脉进行锻炼。四条经络的具体循行路线如下：

（一）足阳明胃经

从鼻旁开始，交会于鼻根中，旁边与足太阳膀胱经交汇，向下沿鼻外侧，进入上齿槽中。回出来夹口旁，环绕口唇，向下交会于颏唇沟。退回来沿下颌出面动脉部，再沿下颌角，上耳前，经颧弓上，沿发际，到达额颅的中部。它的支脉，从大迎穴前向

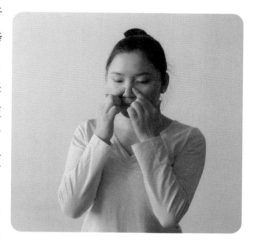

下，经颈动脉部，沿喉咙进入缺盆，通过膈肌到达胃。胃经外行的主干，从锁骨上窝向下，经乳中向下夹脐两旁，进入腹股沟动脉部。它的支脉，从胃口向下，沿腹里到腹股沟动脉部与前者会合。由此下行经髋关节前，到股四头肌隆起处，下向膝腘窝中，沿胫骨外侧，下行足背，进入中趾内侧趾缝，出次趾末端。它的一条支脉，从膝下 10 厘米处分出，向下进入中趾外侧趾缝，出中趾末端，另一条支脉，从足背部分出，进大趾趾缝，出大趾末端，接足太阴脾经。这条经脉的循行比较复杂。足三里穴是此经上的要穴，按摩方法是：若按摩右侧足三里，用左手的拇指放在穴位上，其他四指握住胫骨，然后以拇指垂直下按，频率约为每两秒 1 次。力度要大，最好不仅出现酸、麻、胀，还有些窜的感觉为好。

（二）足太阴脾经

从大趾末端开始，沿大趾内侧赤白肉际，经核骨后，上向内踝前边，上小腿内侧，沿胫骨后，交出足厥阴肝经之前，上膝骨内侧前边，进入腹部，络属于脾胃，通过膈肌，夹食道旁，连舌根，散布舌下。它的支脉，从胃部分出，上过膈肌，流注心中，接手少阴心经。脾经上重点穴位为三阴交穴，用力用拇指进行按压。

（三）足太阳膀胱经

从内眼角开始，上行额部，交会于头顶。它的支脉，从头顶分出到耳上角。它直行的主干，从头顶入内络于脑，复出项部分开下行，一支沿肩胛内侧，夹脊旁到达腰中，进入脊旁筋肉，络属于膀胱和肾。另一支从腰中分出，夹脊旁，通过臀部进入腘窝中。背部另一支脉，从肩胛内侧分别下行，通过肩胛，经过髋关节部，沿大腿外侧后边下行，会合于腘窝中，由此向下通过腓肠肌部，出外踝后方，沿第五跖骨的隆起，到小趾的外侧，下接足少阴肾经。膀胱经的重点穴位为肝俞、脾俞、胃俞，应做重点按压。

（四）任脉

起始于会阴部，向上到阴毛处，沿腹里，上出关元穴，向上到咽喉部，再上行到下颌，口旁，沿面部进入目下。重点穴位为上脘、中脘、下脘、气海等，做重点按摩。

第七节　现代非药物疗法

现代的科学技术运用于胃病的治疗，比如电波、超音波、离

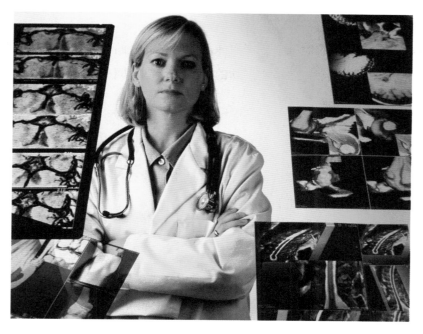

子导入、电睡眠疗法等，这些物理疗法在临床上也取得了一定的效果。

在这些物理疗法在胃病（尤其是溃疡病）的恢复期，运用较为广泛，常用疗法有以下三种：

一、中、短、超短波及超声波治疗

（一）中、短、超短波治疗

此三种波治疗的操作大致相同。以中波为例，用 14 厘米×18 厘米电极置于上腹部，16 厘米×20 厘米电极置于下背部，电流为 0.8~1.5 安培，时间 30 分钟左右，每日 1~2 次，20~30 次为一疗程。本疗法可以使胃和十二指肠的动脉充血，改善神经营养，从而缓解胃病的疼痛，促进溃疡的愈合，但对于有消化道出血的患者应禁用。

(二) 超声波疗法

患者在空腹时，饮温开水 400~500 毫升，站立或坐姿，把超声波探头放置于胃区，用移动的方法治疗。时间 10~15 分钟，20 次为一疗程。

二、离子导入疗法

主要应用于溃疡病的恢复期。最常见的有病灶区治疗法和反射疗法。具体操作如下：

(一) 病灶区治疗法

1. 阿托品、肾上腺素导入：上腹部电极用药液浸湿，并与阳极连接，每日 1 次，15~25 次为一疗程。

3. 锌离子导入：2%的硫酸锌溶液以上腹部电极导入，锌离子可以促进溃疡愈合。

(二) 反射疗法

1. 鼻黏膜反射疗法。

2. 颈交感神经节中波——直流电离子导入疗法。

3. 颞部神经——血管束的反射疗法。

4. 正中神经区反射疗法。

三、全身镇静疗法

通过本疗法，可以缓解紧张情绪，减少和消除持久的精神刺激，有利于胃病疗效的提高，常用的具体方法有：

(一) 电睡眠疗法

患者闭眼，用两个直径约 3 厘米的椭圆形电极置于双眼上，接阴极。将两个 3 厘米×4 厘米的电极放置于两侧的乳突上，接阳

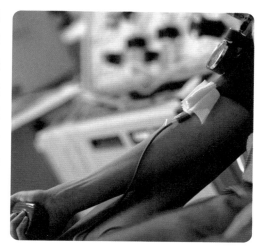

极。电极都用 1% 的盐水浸湿，低频脉冲的波宽及频率分别为 0.2 毫秒、1~16 赫兹；10 毫秒、100 赫兹等。电流在 10~20 微安，以患者能够耐受而又无不适感为宜。时间为半小时到 1 小时，每日或隔日 1 次，10~20 次为一疗程。

（二）静电淋浴

将帽状极置于头顶上 10~15 厘米，接阴极，足部的板极接阳极，电压 40~50 千伏特。时间 15~20 分钟，每日 1 次，15~25 次为一疗程。

（三）空气离子吸入疗法

如果采用高压无声放电型空气离子发生器，其浓度为 100 万个/平方厘米左右，患者头部距离发生器的针状输出端约 40 厘米。每次治疗时间为 10~15 分钟，每日 1 次。如为水、空气离子发生器，用溴空气离子。每次 15~25 分钟，每日 1 次，20~30 次为一疗程。

（四）直流电离子导入

1. 眼—枕法溴离子导入：将两个直径约 3 厘米的椭圆形电极用 10% 溴化钾溶液浸湿，置于患者的双眼上（闭眼），接阴极。另一个 6 厘米×10 厘米电极置于枕部，接阳极，电流 2~4 毫安，时间 15~25 分钟，每日 1 次，15~25 次为一疗程。

2. 全身法溴离子导入：一个 13 厘米×16 厘米电极，用 10% 溴化钾溶液浸湿。两个各 8 厘米×13 厘米电极置两侧腓肠肌上，电流 10~20 毫安。时间 15~20 分钟，每日 1 次，15~25 次为一疗程。

（五）松脂浴法

全身浸浴，水温 37℃左右，加松脂粉 50~80 克。时间 15~20 分钟，20~25 次为一疗程。

以上简单介绍了几种目前常用的物理疗法。患者应在正规医院的物理治疗专科进行治疗，最好不要自行操作，以免发生意外。

第六章

胃病患者的饮食起居

胃病的饮食问题，包含的内容相当广泛。胃病患者，注意日常生活中的点点滴滴，从小处做起，最终走上自我调养康复之路。

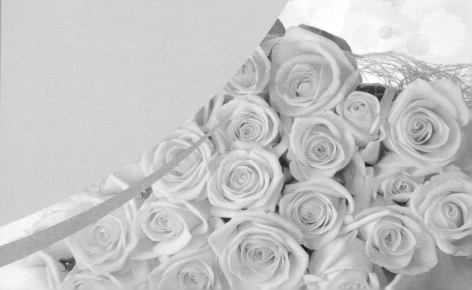

第一节 谈谈胃病的饮食

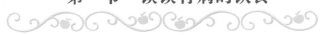

一、常见的不良饮食习惯

1. 吃饭速度太快，狼吞虎咽，囫囵吞枣，食物不能得到充分的咀嚼，消化液的分泌也来不及跟上，食物当然得不到充分的消化，长此以往，很容易引发胃病。

2. 爱吃什么就放开吃，朋友聚会则暴饮暴食，超出了胃的消化能力，使胃在超负荷的条件下工作，严重时可能诱发急性胃扩张、胃穿孔等。

3. 喜欢一边看书读报，一边吃饭，有些小孩子则边玩边吃，由于读书和玩耍时，大量的血液供应到大脑，供应胃肠消化吸收的血液就少了，容易造成消化不良。

4. 有些人，特别是女孩子，喜欢吃零食，该吃饭时反而吃不下，破坏了胃液中消化酶的正常分泌规律，使胃得不到充分的休息。有的人挑食，可能会造成某些蛋白质、维生素、微量元素的缺乏，使胃得不到充分的营养，日久生病。

5. 有的人偏食。如果吃太多的冷食，会降低胃的温度，使胃的抗病能力下降，而且冷食中致病的细菌也容易生长。吃太多的热食，有可能会烫伤胃黏膜，容易造成炎症。

6. 由于职业关系，吃饭时间没有规律，如司机等。有的青年人爱睡懒觉，经常不吃早饭。没有规律地饮食，消化液的分泌也会失去正常的规律，常会引发胃病。

7. 还有的人，有蹲着吃饭的习惯，在农村较为常见。这种进食方式，会使消化道的血管受到挤压，不利于胃部的血液供应，容易造成消化不良。

以上例举的，都有害于胃的健康。有这些情形的人，要尽早改正。

二、慢性胃炎患者饮食的原则、宜忌和安排

（一）饮食原则

慢性胃炎患者，饮食的原则在于，首先要纠正存在的不良饮食习惯，在此基础上，做到：

1. 吃少渣软饭，少量多餐，粗粮细做。

2. 应注意补充富含蛋白质和维生素的食物。

3. 胃酸过多的患者，不宜吃含糖和蛋白质过高的食物，更不宜吃太酸的食物。味要清淡，少盐。

4. 胃酸过少的患者，应多吃些瘦肉、鸡肉、鱼类、奶类等高蛋白、低脂肪的饮食。

（二）饮食宜忌

1. 慢性胃炎患者，不宜吃的食物：

胃炎患者的主要禁忌之物有：

（1）辛辣刺激之物。

（2）烟酒茶叶。

（3）过烫过冷食物。

（4）坚硬粗糙食物。

（5）油腻韧性食物。

（6）变质不洁食物。

（7）药物：阿司匹林、保泰松、消炎痛、磺胺嘧啶、泼尼松、

可的松等，均有刺激胃黏膜的作用，甚至会引起胃黏膜糜烂出血，故忌用。

还有两点，慢性胃炎患者尤其要注意：一是吃饭时忌喝汽水。二是忌吃生花生。

2. 慢性胃炎患者应该经常多吃的食物：

（1）牛奶。

（2）瘦猪肉。

（3）牛肉。

（三）饮食安排

慢性胃炎患者，每日的食品量大致为：

1. 谷类（包括大米、面粉、小米、玉米、赤小豆、绿豆）300~350 克。

2. 肉类（包括猪、牛、鸡、鱼肉等及虾、蛋豆制品）150~200 克。

3. 蔬菜 300 克。

4. 水果 250 克。

5. 牛奶 200 克。

6. 烹调油 2 汤匙。

总计：蛋白质为 62~75 克、脂肪为 50~58 克、碳水化合物为 295~333 克；总热量 1878~2154 千卡。

下面，提供给慢性胃炎患者两张食谱，可参考选用。一般安排为一日 5 餐。

食谱一：

早餐：大米粥、烤馒头片、肉松

加餐：牛奶

午餐：鸡丝、小白菜汤面、菠菜

加餐：淡果汁、苏打饼干

晚餐：软米饭、虾仁烩豌豆

食谱二：

早餐：小米粥、烤蜂糕片、卤鸡蛋

加餐：牛奶

午餐：软米饭或花卷、清蒸鱼、白菜炒粉丝

加餐：苹果、蛋糕

晚餐：馄饨、花卷、卤肝片

胃炎患者，也可选用溃疡病患者的胃病 5 次饭食谱（将在随后介绍）。

三、溃疡病患者饮食的原则、宜忌和安排

（一）饮食原则

溃疡患者饮食原则是刺激性小的温和清淡饮食，强调细嚼慢咽。具体而言：

1. 尽可能选用营养丰富的食物，特别是含有较高的蛋白质、维生素 C、维生素 B、维生素 A，以利于帮助修复受损伤的组织，促进溃疡的愈合。

2. 在烹调方法上应以蒸、烧、煮、烩、炖为主。

3. 饮食制度上，采取定时定量、少食多餐的办法。

4. 一般的溃疡患者，可用胃病 5 次饭，病情严重的，如发生急性穿孔或大出血的患者，应立即禁食。

（二）饮食以宜忌

1. 溃疡患者不宜吃的食物除了胃炎的禁忌食物外，还有：

（1）胀气食物。

（2）忌食鲜汤。

（3）过咸、过酸、过甜食物。

（4）啤酒、气泡酒、香槟等低度酒饮料，酸性饮料，咖啡以及含咖啡的饮料。

2. 溃疡患者，适宜食用的食物有：

（1）面食。

（2）牛奶。

（3）香蕉。

（4）蜂蜜。

（5）鸡蛋黄。

（6）卷心菜。

（7）植物油。

（8）吃少量的辣椒。

（9）嚼口香糖。

另外，豆浆、藕粉、马铃薯、猪肚等，都是溃疡患者的适宜之物，可以经常食用。

（三）饮食安排

由于每个人对于食物的耐受性是不一样的，对于溃疡患者饮食的内容也就不能强求一致。病情较重、食欲较差的患者，可每天进食 6~7 次，病情好转后或食欲较好的患者，可改为每天 4~5 次。由于溃疡病的病情变化比较复杂，一般的溃疡患者可用胃病 5 次饭，而对于急性活动期的患者，饮食安排可分下面三个阶段：

1. 溃疡病流质饮食：特点是食物完全呈流体状态或是到口中即溶化，适用于溃疡病急性发作的初期或出血停止后的患者。忌用浓肉汤、鸡汤、鱼汤等。做到少食多餐，每 2 小时进食 1 次，每天 6~7 次。食谱举例如下：

早餐：牛奶冲藕粉（牛奶 250 克、藕粉 15 克）

加餐：米汤（大米 25 克、水 400 克）

午餐：牛奶蒸鸡蛋（牛奶 250 克、鸡蛋 40 克）

加餐：豆浆冲炒面（豆浆 250 克、面粉 10 克）

晚餐：菜汁甩鸡蛋（菜汁 300 克、鸡蛋 40 克、团粉 10 克、香油 2 克）

加餐：牛奶（250 克）

2. 溃疡病少渣半流质饮食：为流质过渡到胃病 5 次饭作准备，特点为食物含渣滓少，呈半流体状态。每天进餐 5~6 次。食谱举例如下：

早餐：大米粥（大米 50 克）、煮嫩鸡蛋（鸡蛋 40 克）、烤面包（面包 25 克）

加餐：豆浆（300 克）加糖（5 克）、饼干（25 克）

午餐：肉末鸡蛋面片（面粉 100 克、瘦猪肉 50 克、鸡蛋 40 克、香油 10 克）

加餐：果汁冲藕粉（果汁 200 克、藕粉 20 克、开水 100 克）、蛋糕（25 克）

晚餐：猪肝末挂面（加菜水）（挂面 50 克、猪肝 50 克）、烤馒头（香油 15 克、面粉 50 克）

加餐：牛奶（300 克）加糖（5 克）

3. 胃病 5 次饭：特点为食物细软、清淡、少油腻，刺激性小，营养全面，易于消化，适用于急性后期进入恢复期的患者，注意补充各种维生素。食谱举例如下：

早餐：大米粥（大米 50 克）、花卷（面粉 50 克）、煮鸡蛋（40 克）、酱豆腐（20 克）

加餐：牛奶（300 克）加糖（10 克）、饼干（25 克）

午餐：大米软饭（大米 100 克）、溜鱼片（鲤鱼肉 100 克、胡萝卜 50 克、团粉 10 克）、菠菜鸡蛋汤（菠菜 50 克、鸡蛋 40 克、香油 15 克）

加餐：豆浆（300 克）加糖（10 克）、蛋糕（25 克）

晚餐：大米粥（大米 50 克）、发糕（面粉 50 克）、肉末炒马铃薯泥（猪肉 50 克、马铃薯 100 克、香油 12 克）

此外，溃疡并发出血的患者，如果患者没有恶心、呕吐和休克，一般主张给予少量冷流质，最好是牛奶，豆浆、稀藕粉亦可。量要少，每次 100~150 毫升，每日 6~7 次，出血停止后改流质饮食。对于并发大量出血、幽门梗阻或急性穿孔的患者，应禁食，及时送医院抢救治疗。

第二节　胃病患者的日常生活

胃病患者的日常生活中，如何安排工作和学习？又该怎样才能得到很好的休息？平常应该参加什么活动？结婚和生育对胃病有影响吗？诸如此类的问题，可能一直困扰着您。在本节中，您将能得到满意的答复。

一、工作、学习和休息安排

慢性胃炎和溃疡病，如果能早期诊断，给予正确的治疗及适当的安排工作、学习和休息，有的患者在短期内就能康复，有的能很好地控制症状，避免发生严重的并发症，从而保持正常的工作、学习能力。

对于胃炎的患者，当炎症的活动比较明显，自己感觉症状比较重时，应卧床休息 1~2 周。如须坚持正常的工作和学习，应与医生配合，明确自己的治疗方案，在工作之余，保持足够的睡眠和休息。如果症状经常反复发作，长时间在门诊治疗不愈，影响到正常的工作和学习，必须住院治疗。

对于溃疡病的患者，在溃疡的活动期，症状比较重时，应卧床休息 1~2 周，常能使胃痛等症状得到缓解。如果较长时间不缓解或有并发症的患者，应该停止工作和学习，积极进行治疗。

大风、寒流、暴雨等与溃疡病的发病都有一定的联系，因此，不管从事何种职业，均应避免这些因素，减少患病的机会。而对于胃病患者，在治疗中或治愈后，更应避免这些因素，最好不要从事以下的工作：繁重的体力和脑力工作、夜间的工作、无法定时饮食的工作等。

胃病患者的休息也很重要。胃病患者在睡眠之前，最好能洗个热水澡。睡眠时间掌握在 12~14 小时之间，醒后不要立即起床，应卧床静养片刻。

另外，对于胃病患者来说，注意冷暖十分重要。尤其在春秋季节气候变化无常的时候，如果感到胃部发冷，可以及时服生姜茶。

二、合适的运动

运动对胃肠道能产生一种按摩作用，促使胃肠道的蠕动增强、血液循环改善、消化液的分泌增多、营养物质的消化和吸收加快，这些对胃肠道的功能，都能产生良性的影响，能加速胃的炎症的消退和溃疡的愈合。

胃病患者采应该尽量避免参加带有竞赛性质的或突击性质的紧张性运动。可以采用我国传统的体育锻炼，如太极拳、易筋经、

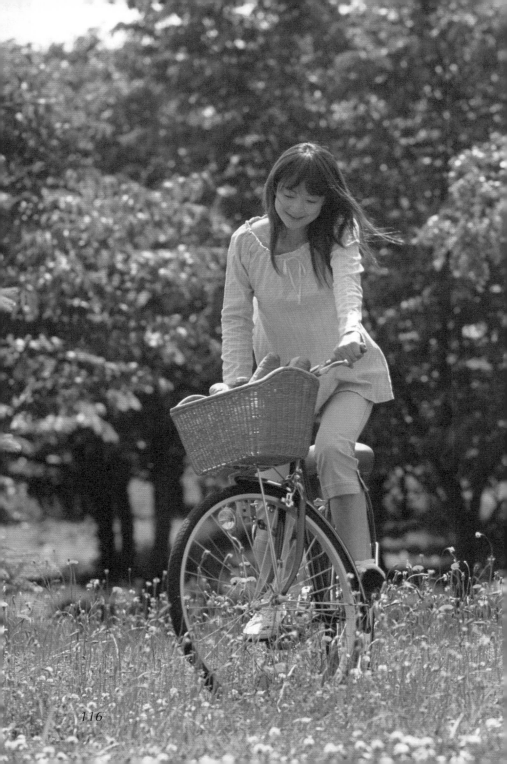

八段锦、五禽戏，或前面提到的气功锻炼，也可以做操、慢跑、散步。运动量的安排要适当，要力所能及，不要超过身体承受力，更不能急于求成，以身体不感觉疲倦为度。在炎症或溃疡的活动期，应根据具体的情况，可先在床上进行少量的体操锻炼，随着病情的好转，运动量可逐渐增加，循序渐进，可以收到辅助治疗的效果。

对于卡拉 OK、跳舞、下棋、打牌等，胃病患者都不要长时间沉溺其中，否则容易造成精神、体力上的疲劳和生活规律的破坏，为溃疡病的发生埋下了祸根，大家应引以为戒。

三、结婚和生育

没有数据表明结婚会直接影响胃炎或溃疡病，但对于在炎症和溃疡活动期的患者，最好延迟婚期，避免出现并发症。病情稳定后择期结婚。婚后应注意保持生活的规律性。

妇女怀孕可能对胃病症状有减轻作用。女性激素变化可能对炎症和溃疡起一定的抑制作用。

妇女在分娩后，育儿的艰辛劳顿、精神与体力负担的加重，对于胃炎和溃疡病的康复是不利的。所以，妊娠和生育还是应该避开胃炎和溃疡病的活动期。

幽门螺杆菌可能通过唾液或飞沫或餐具感染他人，因此，为了防止胃病的传染，家庭中最好实行分食制，大人不要口对口地喂哺小孩，要保持口腔清洁，勤刷牙，清除隐匿的幽门螺旋杆菌。

第三节　胃病患者的家庭护理

胃病患者的家属，在掌握基本知识后，能进行正确的家庭护理，将能加速患者的康复。

一、常见症状的护理

1. 胃痛：是胃病中最常见的表现。首先应该稳定患者的情绪。心情不稳定时，不要给患者进食。要注意观察患者胃痛的部位，疼痛的性质（饥饿痛、钝痛、胀痛、烧灼痛等）、疼痛有无发展、大便的颜色有没有改变等。注意，在病因未明之前，不要随便给患者服用止痛药。如果患者饥饿痛比较严重，可以适当吃些饼干、蛋糕等点心，以缓解疼痛。胃痛时，也可以采用一些简单方法来缓解，比如用热水袋热敷胃痛的部位，进行简单的按摩推拿，用艾条施灸等。对于经常胃痛的患者，要嘱咐他们注意休息和保暖，平日里用兜肚或神功元气袋保护胃部。如果患者胃痛剧烈，甚至出现头晕、心慌、面色苍白、烦燥、多汗等表现，考虑合并有大出血，可参照后面的处理。如果患者在进食后，突然出现刀割样的剧痛，部位在中上腹部，同时，

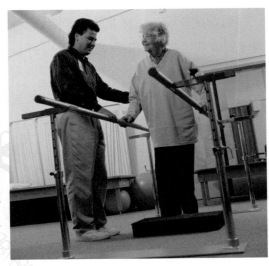

患者辗转不安，两腿蜷屈，伴有恶心呕吐，应考虑有急性穿孔的可能，具体处理见后。

2. 呕吐：呕吐时，协助患者坐起，取洁净的盆给患者，用手托住患者的前额，让患者把呕吐物吐入容器内。如果患者不能坐起，可协助患者侧卧，呕吐时将头偏向一侧，注意防止呕吐物呛入呼吸道而发生窒息。呕吐时，轻拍患者的背部。吐完后，帮助患者漱口、洗手、洗脸、擦净皮肤，污染的衣服或被单，应及时更换。尤其要注意保持口腔的卫生，清除口腔内臭味。同时，要注意观察呕吐物的颜色、性质、量和气味，并将此讯息反馈给医生。对于呕吐较频繁的患者，可采用按摩、推拿、灸法等处理，也可以掐患者的内关、神门、合谷等穴位。如果患者要服中药的汤剂，服药前，在患者的舌上滴 2~3 滴姜汁，然后再分次少量频服。严重的呕吐，会发生脱水、休克，或者患者发生呕血，都应及时送医院或请医生处理。

3. 嗳气与胃酸逆流：做好患者的心理疏导，避免恼怒、抑郁等精神刺激，使患者能保持舒畅的心情。胃炎或溃疡病的患者，如果在活动期，要适当休息、减少活动、保持足够的睡眠。可以用佛手片、陈皮各 1.5 克，沸水泡茶，让患者饮用。也可以备些金橘饼、九制陈皮等小零食，对患者有一定的理气、降气作用。如果嗳气是在饱食以后发生的，可用手掌在患者的胃部，自上而下进行按摩，使气可以下行。

4. 胃胀：多见于暴饮暴食、饮食伤胃。如果时间不长，胃胀较严重患者，可以采用一定的催吐方法，比如用手指按压患者的舌根等，使胃的内容物吐出，特别适用于伤于酒食的患者。也可以用开水调服焦山楂、鸡内金粉各 1.5 克，或让患者吞服中成药保和丸，帮助消食。如果大便不通，可以用枳壳、生大黄粉各 1.5 克，温水调后，让患者服用。胃胀的患者，要控制饮食量，必要时应禁食 12 个小时左右，以便能让胃得到充分的休息。

5. 食欲不振：应该详细询问患者，分析引起食欲不振的原因。如果患者有心理问题，应努力解除和减少患者的心理负担。在饮食上，要注意营养和色泽的搭配，能增强和改善患者的食欲。对于各种饮食的营养成分，可以向医护人员咨询。在一般情况下，对于食欲不振的患者，宜进食清淡而又富有营养的流质或半流质饮食。

二、常见胃病的一般护理

1. 急性胃炎：对于急性胃炎，以饥饿疗法最佳。因此，应停止进食一切对胃有刺激的食物或药物，症状减轻后，可以让患者吃少量易消化的食物。另外，要指导患者注意饮食卫生，配合药物彻底治愈，防止转变为慢性胃炎。

2. 慢性胃炎：患者的生活应形成规律，避免精神紧张和过度疲劳。加强患者的饮食调理，严格按照前面提到的饮食原则和要求。按医生嘱咐的正确方法，按时服药，并督促患者定期进行化验检查和胃镜检查，有助于早期癌变的发现。

3. 消化性溃疡：创造安静的生活环境，有规律的生活节奏，避免精神的紧张及情绪激动，劳逸结合，适当锻炼。并注意各个阶段的饮食和药物使用注意事项。心理护理是溃疡病护理中的重要内容。要多关心患者，给予同情和体贴，消除焦虑，鼓励患者树立起战胜疾病的信心。密切观察溃疡病的四大常见严重的并发症。

三、常见的家庭急救处理

胃炎和溃疡病都是慢性病，但是如果患者在家中发生了严重的并发症，在患者送往医院之前，在家应进行及时、稳妥的急救处理，将能大大减少患者的死亡率。

1. 上消化道出血：患者如果发现大便异常，呈褐色，就应去医院化验大便隐血；如果大便黑色，说明出血量比较大；如果是紫红色柏油状，说明出血量大而且急，应该立即去医院就医。

发现了呕血或黑便后，患者尽量克服紧张情绪，有利于止血。如果冰箱中有冷饮，可以慢慢地、间断地饮用，每次100~200毫升，家中有云南白药等，也可同时服用，有利于止血。可以吃些苏打饼干或其他糊状饮食，有利于止血，避免进食粗糙食物。

最后，往医院送患者时，记住携带以往的病历和检查资料，便于医生尽快明确诊断，及时治疗。

2. 穿孔：发生了穿孔后，不必过分惊慌。这时绝对不要再让患者进食任何饮食。帮助患者采取半卧位姿势，可以使穿孔后流出来的胃的内容物局限在右下腹部，避免造成在整个腹腔弥漫，形成广泛性腹膜炎。如果患者已经发生了昏迷、休克，应当使患者平卧，头部稍微放低，发生呕吐后，要及时清除口腔内的异物，保持呼吸道的畅通，并注意患者的保暖。立即送往医院进一步救治。

饮食预防是胃病预防中最重要的部分。戒除不良的饮食习惯，饮食应该多样化，保持膳食结构的平衡。

在日常生活中，应该养成良好的卫生习惯。合理安排工作、学习和休息，生活应有规律，经常进行适度的体育锻炼，增强身体的抵抗力，才能容易适应气候的变化。

第四节 谈谈胃病中的心理问题

胃病，尤其是溃疡病，被看作是"经典"的心身疾病。心身疾病是一类心理社会因素在疾病过程中起到重要作用的躯体疾病，当然，它并不是指精神病。溃疡病的发病、复发、病情发展、防治都与心理社会因素有关。

生活事件的不良刺激，会引起心理紧张和情绪反应，与溃疡病的发生和复发有着密切的联系。在胃和十二指肠溃疡中，似乎十二指肠溃疡更容易受到生活事件的影响。

胃病还与人的性格特征相关。溃疡患者多数可能是紧张的、性急的、固执的、要求严格、有实干精神而又十分谨慎的人。十二指肠溃疡病患者的个性特征，更具有典型的意义。

消化性溃疡的发病原因，是"心"和"身"的综合因素，对于每一位溃疡病患者，都应该作心身医学诊断，确定其是否为心身疾病的患者，便于进行针对性的治疗。诊断的依据，主要包括以下几个方面：

首先，是必须经过临床检查明确诊断为的消化性溃疡的患者。

其次，患者在发病前一年内，进行其生活事件的测评和计量。

另外，患者有某种不利于健康的个性特征，比如独立和依赖之间的冲突、敌对性竞争、性情急躁、易怒、感情受抑、焦虑、抑郁倾向、情绪不稳定、神经过敏等。

消化性溃疡是消化系统典型的心身疾病。应从情绪控制入手，结合药物及饮食、行为疗法等，进行综合治疗。

对于病情较轻者，主要是通过解释、鼓励、安慰、诱导启发、保证、支持等心理疏导方法，了解患者的心理活动，消除患者的紧张情绪，减少心理刺激，可以减轻疾病的疼痛，促进溃疡的愈

组别	病例数	复发数	复发率
抗溃疡药合并自我训练组	32	5	16%
单纯抗溃疡药组	78	23	29%
共计	110	28	26%

合。溃疡患者（也包括胃炎患者）疑虑最多，最担心的是是否会转变为胃癌，医护人员可以把有关的物理、化学检查数据，当面给患者逐一介绍，详细分析排除癌变的可能性，借以融化疑虑，消除顾虑，摆脱恐癌阴影的困扰。

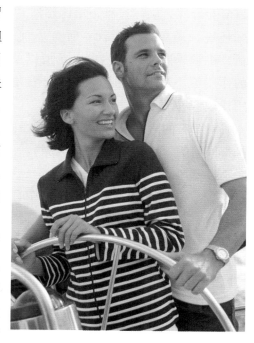

对于心理障碍比较严重的患者，医生应指导患者进行情绪控制锻炼，常用的有自我训练疗法、生物反馈疗法、疏散发泄疗法、情绪转移疗法、精神治疗法、音乐疗法等。

许多天然疗法，包括气功、经络锻炼、电波及超音波疗法、电睡眠疗法、沐浴法等，都是可以松弛紧张情绪的好方法。这里，再给大家介绍音乐疗法。针对溃疡病患者的情绪特征，可以选择适宜的乐曲进行欣赏，从而达到对不良情绪的控制作用。如果患者焦虑不安时，先选择巴哈的《幻想曲》、圣桑的交响诗《死亡舞蹈》、史特拉汶斯基的《火鸟》第一乐章、穆梭斯基的《荒山之夜》等带有恐怖气氛的乐曲，当患者感到疲劳时，再选听《春江花月夜》、舒伯特的《小夜曲》、贝多芬的《月光奏鸣曲》等具有镇静作用的乐曲，缓解不安的情绪。如果患者的情绪表现为愤怒或激动时，可选听布拉姆斯的《摇篮曲》、德布西的《月光曲》以及现代轻音乐，如曼托瓦尼乐队演奏的乐曲《月亮河》、保罗莫里哀乐队演奏的乐曲《微风》等，这些曲目节奏舒缓，旋律典雅，情调悠然。进行音乐治疗时，要选择好环境，避免外来干扰。听音乐前，要对患者解释所选的曲目，讲解乐曲反映的内容、意境以及给人的心理感受、对情绪的作用等。对于文化层次不高、音乐欣赏水平较低的人，应选用比较容易理解的曲目。

对于有的溃疡病患者疼痛比较顽固，而且情绪反应强烈、有抑郁倾向的，也可选用抗抑郁药物。注意药物的服用应在医生指导下进行。

最后强调在胃病患者的护理中，心理护理也是一项重要的内容。

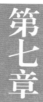

第七章 胃癌——胃病中的头号杀手

　　胃癌的患者中，以男性多见，男女之比大约是 3:1。发病的年龄偏向于中老年，当然，也可见于青少年。从我国统计数字来看，患者年龄在 40~60 岁的占 2/3，小于 40 岁的约占 1/4，其余的大于 60 岁。

第一节 诱发胃癌的"真凶"是什么

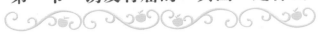

引起胃癌的原因到底是什么？

环境对于胃癌的影响是很大的，尤其是食物。腌酸菜、咸鱼、咸肉、烟熏食物或每日摄入食盐过多都能增加患胃癌的概率；相反，牛奶、新鲜蔬菜、水果等食物，却能减少发生胃癌的机会。

目前认为，亚硝胺能引起胃癌。亚硝酸盐广泛存在于咸菜、咸鱼、咸肉等食物中。维生素 C，能抑制亚硝酸盐与胺的结合。

在经过烘、烤、炸、熏等加工的食品中，3、4-苯并芘这类化合物的含量明显增加。过去，冰岛等国的居民，喜食熏鱼、熏肉等食品，被认为是胃癌高发的重要原因。在发霉食物中所含的黄曲毒素，被认为也是高致癌物质。

高盐饮食和膳食失衡，被认为是诱发胃癌的两个帮凶。合理的膳食要由多种食物构成，才能提供足够的热能和各种营养素。

在胃癌的发病中，遗传因素可能起着一定的作用。

第一章中曾提到癌前期状态，指的是能使胃癌发生的危险性明显增高的一些胃部疾病，主要有慢性萎缩性胃炎、胃溃疡、残胃、胃息肉等，并对它们向胃癌的演变过程做了介绍，这里不再重复。

第二节 胃癌的早期信号与诊断

一、胃癌的早期信号

1. 上腹部的不适感：对于大部分的早期胃癌患者来说，上腹部常有一种模糊不清的闷胀感。在身心平静时，常能感觉到，而在活动后常感觉不明显，并且这种感觉与饮食似乎没有什么明显的关系。

2. 上腹部的疼痛：有下面两种情况的胃痛，就更应该提高警惕了：

（1）以前没有胃病，也没有胃痛，但近一段时间，出现了上腹部的隐痛，而且与饮食的关系不明显。

（2）慢性胃炎或消化性溃疡的患者，原来发生上腹部疼痛的规律、程度、时间都发生了改变。

早期胃癌出现的上腹部疼痛，一般不容易缓解，或者短时间缓解后又重新出现。

3. 经常出现食欲不振、消化不良、轻度恶心或呕吐、呕酸、嗳气等，但是往往找不到诱发这些症状的原因。

4. 患者出现原因不明的全身乏力、消瘦、贫血等表现。

5. 大便带血或黑色大便：与胃溃疡不同，早期胃癌出现大便带血常常是持续性的，而且一般的止血药物很难奏效。

6. 出现部分或完全性梗阻的表现。早期可能仅有食后饱胀及轻度恶心感。如果癌肿发生在贲门附近，那么在早期就可能出现吞咽困难，患者常自诉"黏痰"多，这是因为唾液不能咽入胃内而返流导致的。如果癌肿在胃窦部，引起幽门阻塞时，会呕吐出有腐败臭味的隔夜饮食。

7. 经过胃部手术 5 年以上的患者，出现了消化不良、消瘦、贫血和胃出血等症状。

以上这些，都是很有价值的胃癌早期信号。一旦出现上述情况，应尽快到医院全面检查，明确诊断。

二、中晚期胃癌的临床表现

到了中晚期，胃癌的临床表现就较为明显了，大多数的患者，也正是在这个时候去医院就诊而被查出胃癌的。

（一）主要表现

1.上腹部有肿块及疼痛：患者在上腹部会出现肿块，大小不一，质地坚硬，有压痛。胃痛是持续性的，不容易缓解，可以是胀痛、刺痛或钝痛等，多在进食以后加重，对于这种疼痛，一般药物很难奏效。如果上腹部有剧烈疼痛，并且放射到背部，表明肿瘤已穿透胃壁进入胰脏。

2.有明显的腹胀、食欲不振甚至厌食，多有呕吐。

3.发生呕血或出现大便隐血强阳性、黑便，还会表现为呕血。

4.患者明显消瘦、全身乏力、贫血和低热不退等恶病质表现。胃癌的好发部位依次为幽门、贲门、胃体。

（二）癌细胞的扩散

在胃癌的早期阶段，癌变的部位是比较局限的，没有发生扩散和转移，我们称其为"胃原位癌"，这时候如果进行手术切除，能达到根治的效果。但是，如果错过了时机，癌细胞会通过四条途径发生扩散和转移，一旦如此，治疗上就很棘手了。

1."直接蔓延"是第一条途径。

2."淋巴转移"是胃癌扩散的一条较早和重要的途径，癌细胞可以通过淋巴管，转移到附近的淋巴结，再转移到远处的淋巴结，引起淋巴结的肿大，能被触摸到。

3.在少数情况下，癌细胞突破浆膜层后，可能脱落到腹腔内，这条途径称为癌细胞的腹腔内种植转移。

4. 在胃癌的晚期，部分患者的癌细胞可以随血液循环被运送到全身许多其他器官，如肝、肺、骨、肾、脾、卵巢、脑等，尤其以累及肝脏为多见。

前面谈了胃癌的早、中、晚期的形形色色临床表现，这些表现往往是促使患者去医院就诊的原因。而只有通过医院的各项化验、检查，才能最终明确诊断为胃癌。

三、目前诊断胃癌常用的方法

1. X 光钡剂检查：是目前诊断胃癌的重要方法之一。X 光钡剂检查，可以观察到胃轮廓的变化、胃的蠕动是否有障碍、黏膜的形状、胃排空的时间。采用双重对比造影技术，使 X 光对胃癌的误诊率已经下降到 7% 以下。

2. 胃镜检查：是提高胃癌早期诊断率的一种有效方法。借助活体组织切片检查或细胞学检查。是诊断胃癌的最可靠手段，三者联合起来，确诊率可达 95% 以上。活检至少要钳取六块标本，才能降低漏诊率到最低限度。

3. 其他一些检查结果，也能起一定的辅助诊断的作用。比如说，胃溃疡患者的胃液检查，如果在最大刺激下仍然没有胃酸分泌，那就极有可能是癌性的溃疡。胃癌患者的大便隐血检查多为持续性阳性，经过内科治疗后，也很少能转为阴性。检测患者胃液中一种称为"癌胚抗原"（CEA）的物质，如果超过 100，在诊断上就有一定意义。此外，第二章中提到的免疫 PCR 技术，抽取患者的一滴血，可使得胃癌的早期诊断率大幅度提高。

四、早期诊断是根治胃癌的前提

为了早期诊断，应该对下列情况及时进行 X 光钡餐、胃镜检查加活检以明确诊断。

1. 患者（尤其是男性）在 40 岁之后才出现消化不良的症状。

2. 虽然初步诊断为良性的溃疡，但最大刺激胃酸分泌试验仍然缺乏胃酸的患者。

3. 慢性萎缩性胃炎，特别有肠上皮化生和不典型增生的患者，如果一时不能确定诊断，应定期随访观察，每半年到一年重复 X 光钡剂检查，发现可疑再进行胃镜检查。

4. 胃溃疡的患者，经过 4~6 周的严格的内科治疗，症状仍没有好转的；或是 X 光复查发现溃疡不但不愈合，反而增大，应立即进行胃镜检查。

5. 胃息肉的患者，特别是多发性息肉和菜花样的息肉，均应作切片。

6. 有恶性贫血的患者。

以上六种患者的诊断性检查，有时需反复进行才能及时发现

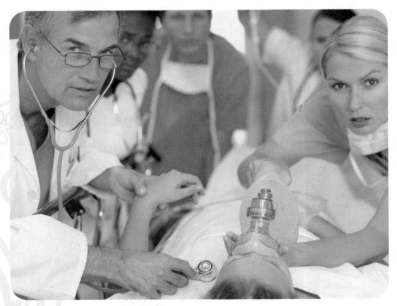

癌肿。活检时，必须从可疑的黏膜处钳取 6 块以上。如果检查后诊断仍未明确，但仍然高度怀疑有胃癌的患者，应权衡利弊，认真考虑，进行剖腹检查和做相应的外科手术。

第三节　以手术为主的综合治疗与调护

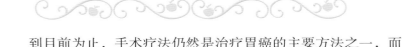

到目前为止，手术疗法仍然是治疗胃癌的主要方法之一，而且是最有效和首选的方法。

目前常用的有根治手术、姑息手术和短路手术三种方式。临床上，应该根据胃癌的具体情况，选用不同的手术方式。

所谓根治手术是指把胃癌的癌肿连同附近转移的淋巴结以及受癌细胞侵袭的组织一并切除，使得没有任何胃癌残留的一种手术方式。一般可以采用肿瘤根除胃次全切除术（包括远侧胃次全切除术和近侧胃次全切除术）。如果肿瘤的范围很大，又没有发生远处的转移，患者的身体状况也还可以，就可以考虑采用肿瘤根除全胃切除术。早期胃癌应进行根治手术。对中晚期胃癌施行根治性的全胃切除术，近年来疗效也有所提高。

如果当胃癌已经发生肝、腹膜或淋巴结的广泛转移，超出了各种根治手术的范围，但患者的身体状况尚可时，也可以进行胃大部切除术，这种手术方式被称为姑息手术。在进行姑息手术后，如果能配合放疗、化疗和中医药治疗，生存 5 年以上的患者也不少见。

对于已经完全丧失了以上两种手术机会，且发生梗阻和进食困难的患者，可以施行短路手术。对于不能实行手术的患者，化疗是主要的治疗方法。放射疗法用于胃癌的手术前和手术中有一定的疗效，并且可以提高手术的效果。现在，免疫疗法比如转移因子、白血球介素等药物，可以增强人体的免疫力，起到抑制和杀灭癌细胞的作用。

中医药在胃癌治疗中的作用，正日益受到世人的瞩目：有一些中草药，具有直接的抗胃癌作用；中医药治疗，是晚期胃癌的重要治疗方法；中医药在减轻化疗的毒副反应方面，具有独到的作用；在胃癌的手术治疗后或在化疗的同时，如果能正确地采用中药治疗，将能明显地提高疗效。

对于任何一个胃癌患者，需要制订出一个具体的执行方案，并且是个性化的方案。

一、胃部手术后的几个问题

胃的大部或全部切除术是治疗某些萎缩性胃炎、胃和十二指肠溃疡及其并发症、胃息肉和胃癌的常用方法，绝大多数的患者，在手术后都能达到治愈原有疾病、消除症状和防止复发的目的，但也有部分患者，在手术后可能会出现一些并发症。

(一) 胃手术后的常见并发症

1. 吸收不良综合征：在胃部手术后，有30%~40%的患者，会由于吸收不良，出现腹泻、贫血、体重减轻，还有少数人会出现骨质疏松和骨软化等一组症状，医学上称为吸收不良综合征。

2. 倾倒综合征：有的手术后患者，在进食（大多为流质或半流质）后半小时左右，突然感到上腹部饱胀、恶心、呕吐、面色潮红、心慌、出汗、头晕，甚至昏迷，医学上称为即刻型倾倒综合征。有的患者，在进食后2~4小时，出现心慌、头晕、乏力、出汗、想睡觉等低血糖表现，称为延迟型倾倒综合征（或称低血糖综合征)。

3. 碱性返流性胃炎：在胃部手术后 1~2 年，会出现上腹部持续的烧灼样的疼痛，进食后加重，用抗酸药治疗也无效。有时会呕吐出胆汁样的液体，吐后疼痛也不见减轻，患者体重逐渐减轻，贫血也渐加重。

有的患者在胃部切除术后 2~3 年，甚至 10 年以后，会又出现溃疡的症状，称为复发性溃疡，尤其常见于十二指肠溃疡手术后的患者，它的发生率为 23.3%。

另外，胃切除患者，最担心的一个并发症就是残胃癌。

(二) 常见术后并发症的预防处理措施

1. 并发吸收不良综合征：一般来说，这些症状在短期内都能自愈，或者经过合理的治疗后很快就会消失。

对于腹泻的患者，主要靠饮食来调理，平时要多吃高能量高营养的半流质食物，可以大米粥和面条为主食，如鱼片粥、瘦肉猪肝粥、牛肉片粥、鱼片汤面、肉丝精面等，佐以肉类、蛋类、鲜鱼和新鲜蔬菜。少量多餐，以进食后没有饱胀感为度。这种患者，一般经过 1 年左右，消化功能和基本营养状态可以恢复正常。必要时应适当服用消胆胺盐类药物和抗生素。

贫血主要是因为患者手术后对饮食中的铁和维生素 B_{12} 吸收不良所致的，其可分缺铁性贫血和巨幼红血球贫血。可多食含铁丰富的食物如猪肝、瘦肉、动物血、菠菜等，较严重可采用铁剂药物治疗。两种贫血患者，只要治疗、饮食得当，手术后 1 年内都可得到纠正。

对骨质疏松和骨软化患者，重在预防，手术后患者应注意增加含钙食物，如鱼、虾、豆类、肉骨头汤、奶类及奶制品等，必要时适当补充钙剂及维生素 D。

2. 并发倾倒综合征：即刻型倾倒综合征较为常见。要避免发生，可以通过少食多餐、避免流质或高糖饮食、饭前餐后限制饮水、餐后卧床休息等措施来预防。大多数患者，会随着时间的推移而逐渐减轻。

延迟型倾倒综合征较为少见。由于食物中的糖分迅速被肠壁的血管吸收，造成短暂的高血糖，这样会刺激胰岛分泌大量的胰岛素，容易引起低血糖。患者应该进食高蛋白、高脂肪和低糖的饮食，少量多餐，进食后应该平卧 30 分钟，不要吃太热和太甜的流质饮食。一般患者经过 6 个月~1 年可望逐渐自愈。

3. 并发碱性返流性胃炎：并发此症的患者必须戒烟并增加卧床休息的时间患者的饮食要富于营养，易于消化而且没有刺激性，这样才有利于病情的康复。

也可以根据医生的建议，选用甲氰咪胍、消胆胺、胃复安等药物。

如果药物治疗还没有效果，就要考虑再次进行手术，但手术的难度比较大，因此医生要从严把握。

4. 残胃癌的预防：要预防残胃癌，可以采取下面的措施：

首先，要严格掌握胃切除手术的适应证，不要随便地进行胃切除术。

其次，在手术方式的选择上也要慎重，因为不同的手术方式，发生残胃癌的机会也有差别。以上两点，临床医生要有相当的重视。

此外，在患者方面，手术后应该科学地安排饮食起居，具体内容将在随后介绍。

最后，手术后的患者，要及时定期地进行胃镜复查，这一点千万不要忽视。

5. 手术后患者的饮食起居：胃术后应卧床休息一段时间，待体力有了一定程度的恢复之后，可以逐渐增加一些床下活动，活动量的增加应循序渐进，以活动后不感觉疲劳为原则，一步步向正常的活动过渡。一般来说，患者经过 2~3 个月的休养，大多可以恢复正常工作。

在手术后，要使胃的功能较快地恢复正常，就必须合理地调整饮食，从饮食上预防并发症的发生。以下几点是必须注意的：

由于手术后短期内患者的胃容量小了，因此患者的进食量也要减少，应该做到少食多餐。经过一年半载之后，随着食量的逐渐增加，残留的胃会逐渐适应和恢复功能，一般都能恢复到手术前的水平。

饮食要有充足的营养，又要注意易于消化。不要吃过冷、过硬、过黏、过腻的难消化食物，也不要吃刺激性的食物，如烟、酒、辣椒等，太酸的食物也不要多吃，并且尽量少吃油炸食物和甜食。

由于手术后，患者胃的形状和结构发生了改变，为了有利于消化，避免出现并发症，在进食时，应做到干、稀分开，汤或饮料应在饭后半小时再饮用，以免稀的食物通过太快，将干的食物一起冲下，影响消化。患者在饭后应平卧片刻，使食物在胃内停留的时间长一些，有助于消化吸收。

总之，患者要尽量消除手术后的惧怕心理，逐步地扩大饮食范围，增加饮食的种类，有步骤地过渡到正常人的饮食。

二、胃癌患者化疗时的饮食问题

化疗是治疗胃癌的有效手段之一。为了使化疗能够顺利进行，应该合理安排患者的饮食，可以提高患者对化疗药物毒副反应的耐受性。

如果是通过静脉注射化疗药物，最好在空腹时进行，等作用高峰期过去后再进食。这样可以减轻恶心、呕吐等症状。一般口服药物，会对胃有一定的刺激，因此以饭后服用为好，化疗药物2~3小时后在血液中浓度达到最高峰时，即使有消化道反应也是空腹状态，患者的症状表现会轻得多。

患者要补充足够的营养素。一般要补充高热量、高蛋白、高维生素的食物，为了帮助肾脏排除癌细胞释放出的有毒物质，应该增加水分的供应，使毒能能从小便排出。

还有，患者的饮食应有针对性，要根据化疗中出现的反应，随时调整饮食。

三、中医药在胃癌治疗中的运用

在胃癌的治疗中，中医药较多地运用于手术后的调理以及防治或减轻放疗、化疗引起的毒副反应。也有一些患者，既不愿手术，也不愿接受放疗、化疗，主要依靠中医药控制病情，有些也取得了一定的效果。

(一) 中医药在手术后的运用

如果患者在手术后出现脾胃虚弱、伤口难愈、疼痛剧烈等情况，就可以采用中医药治疗。

手术后身体虚弱，脾胃功能失调的患者，可以选用六君子汤（处方：党参、白术、茯苓、半夏、陈皮、甘草）来调理脾胃；气血都较虚的患者，可选用八珍汤（处方：党参、白术、茯苓、甘草、当归、川芎、生地、白芍）来补气血。如果患者的伤口难以愈合，可在处方中加较大剂量的生黄芪，能提高人体的免疫力，促进伤口愈合。

(二) 中医药止痛方法

疼痛是胃癌患者最为痛苦的症状之一，特别是胃癌到了晚期，伴有肝、胰转移时，疼痛更为剧烈，患者一般难以忍受。西医对付这种癌性疼痛，常用药物有可待因、强痛定、吗啡等，但有一定的不良反应，容易成瘾。可以选用下面的方法：

1. 针灸治疗：

可以选择脾俞、胃俞、中脘、下脘、章门、三阴交、足三里等穴位进行针刺或艾灸。

2. 中药口服：

止痛抗癌丸：由黄药子、三七、蚤休、元胡各 10 克、芦根 20 克、川乌 6 克、冰片 8 克、大蒜 100 克、麝香适量组成。

以上药物，除大蒜外，共研成细粉，用大蒜汁调成膏状，制丸时须将麝香经钴照射灭菌后用，每丸 3 克，每日 2 丸，口服。此丸止痛效果好，无不良反应。

3. 中药外敷：

止痛抗癌膏：组成及制作方法同止痛抗癌丸。每贴 3 克，贴敷于疼痛部位，隔日 1 贴。

蟾酥膏：由蟾酥、川乌、七叶一枝花、红花、莪术、冰片等 20 余味中药制成将膏敷于疼痛部位，每天换药 1 次，7 次为一疗程。一般用药后 15~30 分钟即可见效。

(三) 中医药在放、化疗中的运用

中医药可以有效地防治和减轻放疗、化疗的毒副反应，并能增强放疗、化疗的效果。

患者饮食不香、胃脘饱胀，常用香砂六君子汤加减（处方：木香、砂仁、党参、白术、茯苓、甘草、陈皮）。如果患者表现为胃脘饱胀、胸胁窜痛、喜饮冷水，常用逍遥散加减（处方：当归、芍药、柴胡、白术、茯苓、甘草、生姜、薄荷）。如果患者表现为恶心、呕吐酸水、苦水，常用橘皮竹茹汤加减（处方：橘皮、竹茹、大枣、生姜、甘草、党参）。如果患者表现为恶心、呕吐清水，多用丁香柿蒂散加减（处方：丁香、柿蒂、人参、生姜）。如果患者表现以腹泻为主，可用参苓白术散加减（处方：莲子肉、薏苡仁、砂仁、桔梗、扁豆、茯苓、人参、甘草、白术、山药、大枣）。

对于骨髓抑制，常用的药物有枸杞子、女贞子、何首乌、山萸肉、菟丝子、补骨脂、杜仲等。

化疗后，患者的身体虚弱是很普遍的，常常表现为全身乏力、精神疲惫、心慌气短、虚汗多。对于虚弱而偏热的患者，常用生黄芪、西洋参、沙参、生地、丹参等中药。对于虚弱而偏寒的患者，常用党参、太子参、人参、当归、熟地、鸡血藤、阿胶、黄精、紫河车、龙眼肉、红枣等中药。

在治疗时，可适当用些补气血、生津的中药，比如黄芪、生地、丹参、鸡血藤、沙参、石斛、麦冬、花粉等。还可加清热解毒的中药，如金银花、连翘、山豆根、射干、白花蛇舌草等；也可用桃仁、红花、丹参、三七、川芎等活血化瘀的中药，增强放疗的效果。

（四）中医治疗胃癌的常用药物

多年来，通过中医药治疗肿瘤的临床观察，发现不少扶正培本、清热解毒和活血化瘀的中药，具有一定的抗癌作用。如女贞子、补骨脂、刺五加、天花粉、天冬、桑寄生、参三七、淫羊藿、山萸肉、灵芝、白花蛇舌草、龙葵、半枝莲、蟾皮、莪术、全蝎、蜈蚣等。可以根据上面药物的性味，结合中医辨证的结果，适当选用。

第四节　对付胃癌的关键在于预防

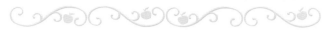

正是由于目前对于胃癌的治疗乏术，使得胃癌的预防显得尤其重要。

胃癌的预防，包括一级预防和二级预防。分别介绍如下：

所谓一级预防，也就是要去除发病的原因。

首先应当从食物开始，因为胃癌的最大危险因素可能来自食物。养成良好的饮食习惯是最关键的。这与预防其他胃病的要求是一致的。

1. 尽量少吃或不吃被怀疑可能诱发胃癌的食物。主要有：盐腌食品，如咸菜、酸菜、咸鱼、咸肉等；熏制食品，如熏鱼、熏肉等；还有烤、烘、炸的食品也要少吃。不要吃发霉的食品。

2. 经常吃具有保护和预防作用的食物。研究发现，维生素 C、维生素 E 和 β 胡萝卜素，能阻止硝酸盐转化为亚硝酸盐。而在新鲜的黄绿色蔬菜和水果中，维生素 C、维生素 E 和 β 胡萝卜素的含量非常丰富。多吃黄绿色蔬菜，对各种癌症都有一定的预防作用。一般情况下，每人每天应保持吃蔬菜 0.25~0.5 千克。

医学专家们观察到，癌肿和衰老的发生，与一种叫自由基的物质有关。所谓自由基，是指带有不成对电子的原子、分子或离子。在正常情况下，人体产生的自由基，会被自身清除掉，维生素 C、维生素 E 和 β 胡萝卜素，都有很好的清除自由基的作用。

医生们发现，萎缩性胃炎的患者，如果每餐能补充 0.2 克维生素 C，就能减少胃内 80% 以上的亚硝酸盐。但是，维生素 C 也

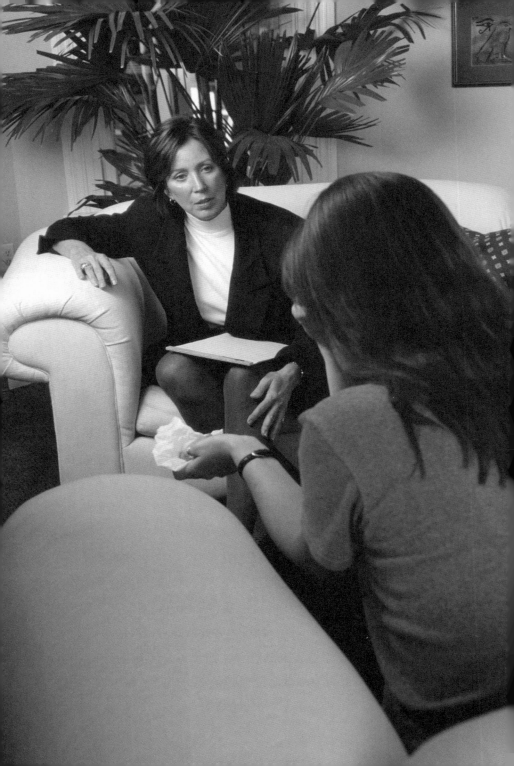

不可摄入过多，否则容易引起泌尿系统如肾和膀胱发生结石。杏仁、榛子、花生和植物油等，都是含维生素 E 丰富的食物。维生素 E，一般每天应摄入 10~30 毫克，萎缩性胃炎患者，可以增加到每天 30~100 毫克。

其他被认为能预防胃癌的食物还有：大豆及其制品如豆腐、豆浆等，不仅含有丰富的蛋白质，还含有具有抑癌作用的蛋白酶抑制剂。鱼、肉、蛋、牛奶等动物性食物，含有丰富的优质蛋白，也能对致癌物亚硝酸胺的合成有一定抑制作用。

硒是微量元素的一种，它的防癌作用已崭露头角。在胃癌患者的血液中，硒的含量普遍偏低，因此，平时应多吃含硒量较高的食物，如动物的肝脏、海产鱼、虾、香菇、银耳、黄花菜等。还有许多天然的食物，如猕猴桃、核桃、莲子、干笋、海带、紫菜等，有一定的防癌作用，已经被广泛证实。特别值得一提的是大蒜，它能够抑制胃内硝酸盐还原菌和霉菌的生长，这是最新的科研成果。因此，虽然大蒜有刺激性的气味，为了您的健康，还是不妨多吃一些。

3. 食物要讲究多样化，这样方能保持膳食的平衡。不要多吃过咸、过硬、过热的食物。烈性酒尽量少喝，食盐量每天控制在 10 克以内。

以上三条是最基本的饮食原则。前面已提及，慢性萎缩性胃炎、胃溃疡、残胃等，被称为胃癌的"前期状态"，这些疾病的饮食预防措施，之前已分别做过介绍。对于处在胃癌"前期状态"的患者，在饮食预防的基础上，还应重视患者的心理问题，养成良好的生活习惯，并应根据医生的建议，定期复查胃镜，尤其是对于年龄在 45 岁以上的患者，切不可掉以轻心。

胃癌的二级预防，就是要通过普遍的撒网、筛选，以期能发现早期的胃癌，这也是一项很重要的措施。在较重的流行区，凡年龄在 40 岁以上，有慢性胃炎和胃溃疡病的患者；或近期出现消化不良症状，或是已经施行胃手术 10 年以上的患者，均应被列为普查的对象，用 X 光或胃镜进行普筛。

通过胃癌的二级预防，胃癌这个胃病中的头号杀手，就将时时处在我们的严密监控之下，而且最终有一天，我们会彻底制服它。

第八章 胃病常见问题解答

在前面七章中，分别介绍了胃炎、溃疡病和胃癌的有关知识。不可避免的是，还有一些读者关心的问题在前面没有得到满意的答案。因此，在本章中，将就几个常见的问题，一一给予解答。

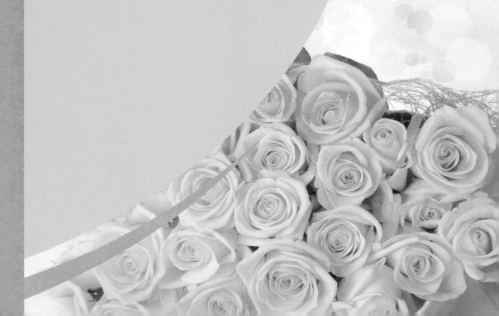

第一节 有关胃病的常见问题

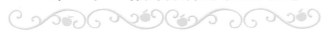

在前面七章中，分别介绍了胃炎、溃疡病和胃癌的有关知识。不可避免的是，还有一些读者关心的问题在前面没有得到满意的答案。因此，在本章中，将就几个常见的问题，一一给予解答。

（一）溃疡病能根治吗

幽门螺旋杆菌（HP）感染是溃疡病反复发作、迁延不愈的主要原因。只要能把 HP 清除掉，绝大部分的消化性溃疡就可以得到根治。因此，溃疡病患者只要能合理地选用药物、注意饮食卫生、加强生活保健，是完全可能使溃疡病获得根治的。

（二）儿童会得胃病吗

消化性溃疡可以发生在任何年龄，连新生儿也不能幸免，而以学龄儿童发病率最高，男孩与女孩发病率之比为 2:1。

小孩子得胃病的原因，目前认为主要在于饮食和精神因素两个方面。小孩子发生胃炎或溃疡病，可能与遗传因素也有一定的关系。

小孩子得胃病，会给他们的一生带来不利的影响，因此防治胃病要从小孩做起。

（三）胃病时舌苔和舌质常有哪些变化

观察舌苔，是中医望诊的一项重要内容。中医认为，舌苔是由于胃气向上熏蒸而成的，舌苔的变化，对辨证治疗胃病有指导和参考作用。

舌苔的变化，常常反映在厚度、湿度和颜色上。从厚度上看，苔厚表示实证，又有白厚、黄厚、厚腻、厚燥之分，在胃炎和消化道功能紊乱时，常可见到厚苔。如果能通过舌苔，清晰地看到舌质，称为净苔，如果伴有舌质发红，多属于胃阴不足。如果舌苔全部或部分剥脱，称为剥苔，表示胃阴虚或胃无生气，可见于溃疡病反复小量出血、晚期胃癌、慢性胃炎的虚证等。

另外，舌苔有许多裂纹，一般也表示胃阴不足。从湿度上看，有的患者舌苔中含有较多的唾液和水分，称为腻苔，常见于消化不良、幽门梗阻、便秘、呕吐的患者。也有的患者，舌苔干燥，唾液和水分明显减少，多在高热、频繁呕吐后出现，表示胃中津液不足。从颜色上看，白苔多属寒证，一般病情比较轻，慢性胃炎和溃疡病常见此种舌苔。黄苔多属热证，急性胃炎和慢性胃炎、溃疡病的活动期，常可见黄苔，另外，在胃部大手术后、便秘、消化道功能紊乱的患者中也常见。

舌质是指舌黏膜色泽的变化，常见有淡、红、紫三种。正常舌质为淡红色。如果患者的舌质淡，严重的呈淡白色，表示阳虚或气血两虚，在消化道大出血后，慢性胃病发生贫血以及晚期胃癌的患者中，常可见淡舌。如果舌质比正常的红，表示热证或阴虚。如果舌质红绛，表示热较盛，在胃病中，舌红多属胃阴不足。紫舌多属血瘀，在慢性萎缩性胃炎、溃疡病反复出血和胃癌患者中，常可见到紫舌。

（四）胃病患者如何进补

对于大多数胃病患者，食补好于药补。

胃病患者的进补，要考虑到脾胃的生理特点，以补气药为主，因为补气药多具有健脾益胃、帮助脾胃运化的作用。

补益脾胃的中药成方很多，最具有代表性的是四君子汤（丸）。由人参、白术、茯苓、甘草四味药组成，具有益气健脾和胃的功效。适用于脾胃虚弱之人，也可以作为病后体虚的调补药。

（五）胃肠神经官能症是怎么回事，它怎样与溃疡病鉴别

胃肠神经官能症，是由于神经功能的紊乱所引起的胃肠功能障碍，主要以胃的运动和分泌功能紊乱为主，但经各种检查，胃肠本身却没有器质性的病变。

它与溃疡病的分别在于：从诱因上看，胃溃疡多为受凉、暴饮暴食、气候变化等引发，而本病的主要诱因是外界精神刺激；在症状上也有区别，胃溃疡多以胃痛为主，部位比较固定，疼痛有一定规律，没有神经方面的症状；另外，通过各项检查可以明确诊断，因为胃肠神经官能症各种化验检查都不会发现异常。

（六）什么是大便隐血检查

对大便中肉眼和显微镜都不能证明的微量血液应用化学试验方法检查的过程，称为大便隐血检查。可把阳性分为四级，即（++++）、（+++）、（++）、（+）。正常人为阴性。

各种胃炎和溃疡病的活动期或加重期，均会出现大便隐血检查阳性，但多为暂时性的，当大便隐血检查持续为阳性，应怀疑胃癌的可能，及时做进一步检查。

有的时候，在进食某些食物后，会出现大便隐血检查的假阳性。因此，在检查前的3天内，患者应忌食动物血，也不要食入较多的肉类或含叶绿素丰富的蔬菜，避免出现假阳性的结果。

（七）胃内也会发生结石吗

胃大量进食带皮柿子或未成熟的柿子，尤其是胃酸缺乏或吃柿子后大量饮水的人，可能产生胃柿石。

（八）经常性便秘应当如何治疗

下面就简单介绍几种常见的预防便秘的方法：

1. 充足的蛋白质摄入，蛋白质能给肠、胃以动力，使肠胃蠕

动更有力量。蛋白质是防治便秘的首要因素，可适当摄入优质的、高蛋白质的食物（如瘦牛肉、瘦猪肉、蛋白粉、酸奶等），尤其是酸奶，酸奶中含有大量的双歧杆菌等益生菌，可以有效改善胃肠内的菌群，抑制腐败细菌的繁殖，使肠内环境干净。

2. 保证供给身体足量的 B 族维生素：日常多多选择食用含 B 族维生素丰富的食物，可以起到促进消化液分泌，维持和促进肠蠕动，这些都有利于排便。如粗粮、酵母、豆类及其制品等。

3. 多吃含食物纤维多的食物。要多吃粗粮、杂粮，少吃精细米面，注意谷豆类食物混着吃，营养价值会更高。每天最好能吃 5 种颜色以上的新鲜蔬菜和时令水果。

4. 适当摄取一些高脂肪食物：为了减少粪便与肠道的摩擦力，饮食中应增加能起润滑作用的一定量的油脂，而适当地增加一些高脂肪食物、植物油可以直接起到润肠的作用，而且它的分解产物，如脂肪酸也有刺激肠蠕的动作用。如花生、芝麻、核桃等。

5. 多饮水：多饮水能够使肠道保持有足够的水分，有利于粪便的排出。在正常情况下，每天保证喝水 3000 毫升。蜂蜜也是可以起到润肠的作用，每天清晨饮用一杯蜂蜜水，对排便的通畅能起到非常好的作用。

此外，多运动能促进胃肠蠕动。

（九）中医治疗便秘有哪些偏方

便秘不仅让人排便困难，而且长期的便秘成了很多人的难言之隐，长此以往还会引起其他疾病。中医专家为此向大家推荐几种治疗便秘的偏方如下：

1. 选成熟、新鲜、个大的土豆，用冷开水洗净，然后用洁净的器具捣碎，用干净的纱布拧出汁，便可服用。用法是，每天早饭和午饭前各服半茶杯，可收到较好的治疗效果。

2. 将橘皮洗净，切细丝，加白糖、蜂蜜适量，煮沸，冷却，每次 1 汤匙，每日服 3 次，可治便秘，经常喝点蜂蜜水，也可解除便秘之苦。

3. 鲜红薯叶 500 克，花生油适量，加盐适量炒熟后当菜吃，每日服 1 次以上。

4. 枳实 10 克，每日 1 剂，水煎服，也可稍加大量，泡沸水当茶饮。

5. 番泻叶 20~30 克，水煎服，每日 1 剂代茶饮。老年、体弱、产后不宜服。

6. 冬瓜瓤 500 克，水煎汁 300 毫升，一日内分数次服下，润肠通便。

7. 生附子 15 克，苦丁茶 9 克，炮川乌 9 克，白芷 9 克，胡椒 3 克，大蒜 10 克，共捣碎炒烫，装入布袋，置神阙（肚脐），上加热水袋保持温度，每日 2 次，治老年习惯性便秘。

8. 每天早晨起床洗漱完毕后，空腹饮 1 杯盐开水（温度自行掌握，以温吞为好），对肠胃有清洗作用，尤其对习惯性便秘有特效。

（十）饭后肚胀是怎么回事

有饭后胃里胀气和胃肠功能减弱有关，从中医的角度来说，脾胃消化功能不好，和肝有一定的关系，人在情绪不好的时候，肝的疏泄功能减弱，也会导致饭后胀气。

西医解决胀气的办法是建议吃点增强胃动力的药物，如吗丁啉等；也可采取使用一些方法对症治疗，如通便。

中医通常建议大家以食疗为主要方法来解决。如白萝卜是比较好的疏肝理气食物，平时可以多吃点。另外，要少吃豆子、豆腐等豆制品，这些食物容易引起胀气，加重腹胀的症状。

（十一）中医治疗胃病有哪些特色方法

中药治疗胃病具有疗效稳定、不良反应小等优点。

治胃病，首先可以用疏肝和胃之法以治痛制酸；其次应养脾胃，要以健脾养胃固本之法贯穿全程，重用黄芪、党参等中药，从根本上改变脾胃功能。尤其是对于有胃及十二指肠溃疡、慢性胃炎，属于气虚、脾虚、血瘀证一类的患者，应按"健脾养胃、益胃生津"的主旨施加治疗。用黄芪、三七、红参、珍珠层粉、人工牛黄等中药补气健脾，宁心安神、行气活血，消炎生肌。如此，既能杀菌治胃炎，又从本质上健脾养胃，防治胃病发作。

中医推拿按摩治疗胃病的方法，可以说是治疗胃病最好的无痛疗法。

（十二）胃病患者如何通过饮食改善病情

慢性胃病病程长，患者多脾胃虚弱，或虚中夹实。光治不养，虚弱的脾胃还是炎症连连，周而复始。胃病的病因应与胃运动功能障碍、胃十二指肠轻度炎症、精神因素有关。对付老胃病，应贯彻四字方针——治养结合。

胃病忌吃"生冷硬"，可以多吃小米粥。得了胃病，在饮食上还要注意下面这几方面：

1. 少吃油炸食物：因为这类食物不容易消化，会加重消化道负担，多吃会引起消化不良，还会使血脂增高，对健康不利。

2. 少吃腌制食物：这些食物中含有较多的盐分及某些可致癌物，不宜多吃。

3. 少吃生冷食物刺激性食物：生冷和刺激性强的食物对消化道黏膜具有较强的刺激作用，容易引起腹泻或消化道炎症。

4. 规律饮食：研究表明，有规律地进餐，定时定量，可形成条件反射，有助于消化腺的分泌，更利于消化。

5. 定时定量：要做到每餐食量适度，每日 3 餐定时，到了规定时间，不管肚子饿不饿，都应主动进食，避免过饥或过饱。

6. 温度适宜：饮食的温度应以"不烫不凉"为度。

7. 细嚼慢咽：以减轻胃肠负担。对食物充分咀嚼次数愈多，随之分泌的唾液也愈多，对胃黏膜有保护作用。

8. 饮水择时：最佳的饮水时间是晨起空腹时及每次进餐前 1 小时，餐后立即饮水会稀释胃液，用汤泡饭也会影响食物的消化。

9. 注意防寒：胃部受凉后会使胃的功能受损，故要注意胃部保暖不要受寒。

10. 避免刺激：不吸烟，因为吸烟使胃部血管收缩，影响胃壁细胞的血液供应，使胃黏膜抵抗力降低而诱发胃病。应少饮酒，少吃辣椒、胡椒等辛辣食物。

11. 补充维生素 C：维生素 C 对胃有保护作用，胃液中保持正常的维生素 C 的含量，能有效发挥胃的功能，保护胃部和增强胃的抗病能力。因此，要多吃富含维生素 C 的蔬菜和水果。

12. 几种常见胃病患者的饮食原则：

（1）溃疡病饮食原则：①少量多餐，每日 5~6 餐，注意定时定量，避免过饥过饱。选用易消化、营养价值高及保护胃的食物。②烹调方法：宜用蒸、熬、煮、氽、烩等烹调方法，忌用煎炸的食物。③忌用粗纤维多、硬而不消化的食物。避免用过甜、过酸、过冷、过热、及辛辣食物。

（2）浅表性胃炎饮食原则：①少量多餐，每日 5~6 餐。可增加无糖牛奶、苏打饼干、多碱馒头等。②烹调方法：宜用蒸、熬、煮、氽、烩等烹调方法。忌用煎、炸、烹、溜、烧、生拌的食物。宜进食奶油和黄油（可抑制胃酸分泌）。③忌食粗纤维多的蔬菜、咖啡、浓茶、烈酒、辣、酸、芥末及过甜的食物。

（3）萎缩性胃炎饮食原则：①少量多餐，每日 6 餐，选择易消化的食物。可适量增加醋调味并助消化。②进食含优质蛋白质及铁丰富的食物。进食新鲜绿叶蔬菜，如西红柿、油菜、菠菜、胡萝卜等。进食肉汁及浓肉汤有助于胃液分泌。③限制含碱多的面条、馒头、奶油、黄油等能中和胃酸分泌的食物。

（4）胃切除术后饮食原则：①选用排空较慢的黏稠性、易消化食物。少食多餐，根据吸收情况逐渐增加饮食中的质和量。②宜供给高蛋白、高脂肪、高热能、低碳水化合物、少渣、易消化食物。注意补充各种维生素及铁、钾、钠、氯等。少用单糖及双糖，预防诱发倾倒综合征。

（十三）胃疼不适与心脏疼痛有时难以区分，如何确定是胃病还是心脏病

心与胃各司其职，功能有所不同，但它们都位于胸、腹腔内，两者仅隔一肌（膈），都是受植物神经支配，患病后又都常常是主要表现为疼痛，如果不加以细致区分，很容易弄得混淆不清，延误治疗，甚至危及生命。

胃病，常在中年之前起病，病程较长。多数是由于进食不当，如吃冷、硬、刺激性食物等原因而产生疼痛，或因气候骤变诱发。因胃病而引发的疼痛通常发生在上腹部，常常似烧灼感带闷胀感，患者平时会常有返酸、嗳气等情况发生。发作时，一般不影响正常活动，病情常缠绵数日以至数周。

而心脏病所导致的疼痛，主要是由冠心病引起的。这种疼痛常常是由于劳累或情绪紧张激动而引起，疼痛的部位在胸骨后，疼起来像刀割，有压榨感、沉闷感，而且可能会窜至右上肢内侧或颈、背部，常常迫使患者停止活动，持续数分钟或数小时，这

种患者经过休息或适当用药，如舌下含化硝酸甘油等即可缓解（心肌梗死引起的胸痛，常不能止痛），多数患者具有反复发作的病史。

依据这些特征，通常年龄在 40 岁左右（女性可延至 50 岁，但不绝对）的人群，平时如果从来都没有过胃痛，突然出现胸或上腹疼痛，而且表现为胸闷、气短，这时都不能轻易断定为胃痛，应该考虑到心绞痛或心肌梗死的可能；而对于曾经有过胃痛史的人，遇到疼痛异常，也应当考虑到是否有可能是心绞痛或心肌梗死，必要时要立即送医院，做心电图检查。

还有很多急性心肌梗死患者在发病前往往会出现一些反常的变化，患有冠心病的患者更应重视异常现象的发生，以免发生意外。也有一部分心肌梗死患者，不会发生典型的心前区疼痛，或仅仅伴有轻度的胸闷、气短、恶心、呕吐等表现，因此常常容易被忽略和延误诊治。医学上把这种现象叫作无痛性心肌梗死，对于这种患者更应该重视，宁可多查心电图，也不要轻易判断成胃病。

（十四）月经前后易于便秘，应当如何调理胃肠功能

女性在月经前后出现一定的便秘反应是正常的，稍加调理就好。

但要注意，女性经常性便秘可能会引起月经紊乱。

所以，女性在月经期间一定要注意生活调理避免便秘的发生：

1. 每天要吃一定量的蔬菜与水果，适当吃些粗粮。常吃富含膳食纤维的食物，如全谷（粗粮）食品、薯类、青菜、白萝卜、芹菜、丝瓜、菠菜、海带、西红柿、苹果、香蕉、梨等，每天可适当选择其中几种食物搭配食用，以刺激肠道蠕动，加快粪便排出。

2. 早晨起床后最好空腹饮一杯温水或蜂蜜水，配合腹部按摩或转腰；每天晚上睡前对腹部进行按摩，每天早晚及午睡后以两手相叠揉腹，以肚脐为中心，顺时针揉 100 次。可促进腹腔血液循环，助消化、通肠胃，从而促使大便顺畅排泄。还要养成定时排便的习惯。

3. 经期以外时间进行适当的体力活动，比如仰卧屈腿，深蹲起立等能加强腹部活动的运动，对促进胃肠蠕动，促进排便会有很大帮助。

（十五）适度饮酒，有利于预防胃病吗

适量的饮用一些葡萄酒对胃溃疡患者会有所帮助。适度饮红酒可能会降低感染幽门螺旋菌的风险。

但研究人员同时警告，已经患了胃溃疡的患者不应该饮酒，因为酒精可能刺激溃疡部位的神经，增加疼痛感；另外，对有些人来说，酒精可能会促进胃酸的产生。

（十六）饭后打嗝，如何预防

造成饭后打嗝的原因很多，其中最常见的是肠胃消化不良导致胀气，由于胀气刺激到横隔膜上的膈神经，进而出现打嗝的反应。

避免饭后打嗝，要注意下面几个方面：

1. 生活有规律，心情乐观，戒烟忌酒，切勿暴饮暴食或饥饱不均。

2. 少食多餐，避免难消化和刺激性强的食物。

3. 切忌吃饭太快。人在匆匆忙忙进食的时候，说话太多，会吸入很多空气。如果已出现打嗝，可以尽量地憋气，在你觉得下一个嗝来临时，把食物吞下。如此 2~3 次，然后深呼吸一下，接着再重复前述动作。

4. 有胃闷胀，泛酸，嗳气者，宜用吗丁啉或胃复安，饭前半小时服用。

5. 少喝充气饮料。

6. 排除焦虑情绪。

如果经常饭后打嗝，那么可以吃一些抑制胃酸分泌的药物，如奥美拉唑、西咪替丁等一类的药物，硫糖铝、苏打片也可以；也可以去中医科进行中药调理。

用抑酸药的同时，建议少食或不食刺激性食物：长期食用烈酒、浓茶、咖啡、辛辣及粗糙食物，以及过饥或过饱等无规律的饮食方式均可破坏胃黏膜保护屏障而加重胃炎，平时还要少吃含淀粉内的食物如：土豆、芋头、粉丝、粉条、红薯等凉粉，不要吃苏打饼干等，少食多餐，定时进餐，不要吃过于坚硬和不消化的食物。

（十七）面色枯黄，是不是肠胃功能紊乱的信号

一般面色黄的原因有：心情紧张、抑郁、烦闷的人，体内某些营养物质就会消耗愈多而呈现不足，激素（女性激素）分泌随之减少，可导致月经稀少、经量减少或闭经，继而体内代谢功能下降，精神萎靡、形体消瘦、面色干黄；身体有病的人，或痛、或痒，正常的平衡失调，代谢功能紊乱、肠胃功能下降，肌肤因消耗过多而吸入不足而干燥，体内病变代谢物排除不畅，显露于肌肤而萎黄。

中医常说的五脏六腑的组成部分，具体而言，胃肠只是六腑的组成部分，按照中医理论，五脏贮藏精气，六腑是管消化吸收排泄的，它们之间的联系配合又是十分密切的。胃的主要功能是受纳和消化饮食物，中医把胃的功能称之为胃气，由于胃需要把消化后的饮食物下输到小肠，所以胃气的特点是以下降为顺，如

果胃气不降而上逆，就会引起恶心、呕吐、嗳气、呃逆等症状。食物经胃由小肠承受下来，进一步加以消化，把其中清的部分（指从食物中提炼出来的精华），吸收后通过脾转到全身各部，浊的部分（指消化后的糟粕），下注到大肠和膀胱，变成大小便排出，如果小肠功能紊乱，就会出现腹泻、疝气等症。大肠会接受小肠下注的东西，吸收其中剩余的水分和营养，使之变化为成形的粪便，然后排出体外，如果大肠的传导功能失常，就会出现泄泻或痢疾、便秘、便血等病症。而脾主运化水谷精微，生化气血，脾虚的症状很多，且一般不会单一出现，比如：面色萎黄、精神疲惫、身倦乏力、食后困倦、食少乏味。

胃肠疾病的产生主要是外在因素，具体说就是你吃些什么，又是怎么吃下去的，因为胃肠的功能是有规律的，如果你的饮食不择冷热，无规律，暴饮暴食，偏食，狂饮酒，猛抽烟就易造成胃肠功能紊乱，容易消化不良，吸收不良综合征，溃疡，胃炎及各式各样的肠炎直到胃肠癌症，严重影响到我们的健康，常见的症状为：恶心，溃疡、腹胀、便秘、呕吐、打嗝等，从而引发面色晦暗、无光泽、暗疮、色斑、肥胖等。

当肠胃功能紊乱时，就常常会便秘，而长期便秘，会导致体内毒素重，导致肤色晦暗，长斑长痘，口腔异味，在皮肤方面主要表现为面色枯黄、晦暗、无光泽、色素沉着、黄褐斑、黑眼圈等。

因此，面色枯黄也是肠胃功能紊乱的信号之一，这一类人群应随时就医，查找病因，做到无病早防、有病早治。

（十八）食欲不振如何处理

我们通常所讲的"食欲"，是一种希望进食的生理需求。一旦这种需求低落、甚至消失，就被称为食欲不振。

下面给有这方面困扰的朋友几点建议：

1. 定时饮食。欲食定时可以使肠的消化液分泌及蠕动等形成规律，摄入食物得到完全消化，到时自然产生食欲。在饭前 1 小时，可以喝 1 杯水，这样除了可以解除肠胃脱水的现象，也可以促进肠胃蠕动，以及胃的排空，促进食欲。

2. 经常更换食谱，改变烹调方法：一种新的食物往往可促进食欲，改变烹调方法，使食物具有不同的色香味，可以增加食欲。

3. 不要随意吃零食，两餐之间随意吃糖果、糕点等零食会造成消化液分泌紊乱，规律破坏，食欲便渐渐减退。

4. 要有好的饮食环境。在整洁、安静、空气清新、精神愉快的环境中用膳，消化液的分泌不会受抑制，对增进食欲有利。

5. 适当活动。在新鲜空气中进行户外活动可促进新陈代谢，有助于食物的消化吸收。但需避免过分疲劳及兴奋，还要注意每日保证充足的睡眠。

6. 可以尝试一些调节机体的营养品，在增进食欲上具有显着的效果，可以通过对大脑食欲中枢神经的刺激，及调节胃肠道的消化跟吸收功能，增进食欲。

7. 多吃维生素含量高的新鲜蔬菜和水果，不但可以增加抵抗力，而且还可以增加食欲。

（十九）经常性腹泻应当如何治疗

随着现代社会生活节奏的加快，许多人对饮食不讲究，经常吃凉的东西，不良的饮食习惯久了，可能会引发胃肠道方面的疾病，导致经常拉肚子的情况。经常拉肚子很可能是由于结肠炎、急性胃炎在作怪。

腹泻对老年人损害尤为严重。老年人因抵抗力弱，较青壮年容易出现腹泻，如果认为腹泻是小病，不及时就医，就易酿成大病，严重危害健康，甚至猝死。这是因为，老年人急性腹泻易出现低血糖、心脏和脑血管意外等并发症。腹泻时少食是常规，摄入不足则需要分解体内贮藏的肝糖原，以维持血糖稳定，而老年人没有足够的肝糖原贮藏物转化为糖。正常人空腹血糖浓度为4.4~6.7毫摩尔/升，当血糖低于3毫摩尔/升时，就会出现疲软、出汗、心悸、面色苍白及晕厥等一系列低血糖症状。血糖过低还可引起深度昏迷和猝死。腹泻时大量水分丧失，会使人体处于脱水状态，导致血容量减少，血液黏稠度增加，血流缓慢，容易形成血栓并堵塞血管。钠、钾、钙、镁，可维持血液酸碱平衡、神经传导功能和心跳节律，腹泻时这些阳离子缺乏，可引起严重的心律紊乱，这对患有心血管疾病的老年人更为不利。所以，老年人一旦出现腹泻，切莫掉以轻心，应及时就医。

腹泻的西医治疗有哪些方法？对症治疗是西医治疗腹泻的主要手段。

1. 抗生素：对明确诊断为细菌感染者，要及时使用抗生素。

2. 收敛止泻药：选用次碳酸钠、氢氧化铝凝胶或复方樟脑酊对症治疗。

3. 解除肠痉挛药：使用复方苯乙哌啶、阿托品、普鲁苯辛或鸦片酊进行治疗。

4. 理疗：选用场效应治疗仪，对腹部进行治疗。但需要明确诊断除外细菌感染。

5. 热敷：用热水袋置于腹部，有助于腹泻的治疗。

(二十) 经常腹泻生活中应该注意哪些

1. 减少压力，进食时营造一个平静的环境，可帮助缓解与压力相关的消化不良。认知生活中现有的压力来源：面对压力来源，可以以运动、听柔和音乐、阅读或祷告倾诉来处理压力。

学习并练习放松的技巧：包括放松呼吸法、冥想和渐进式的肌肉放松术。花时间做自己有兴趣的事，例如嗜好或运动。

2. 适当补充健胃整肠的营养补充食品，消化酵素，身体分泌酵素的能力会随着年龄增加而逐渐下降，食物中虽亦含有酵素，却会因高温烹调而破坏。

适度的补充消化酵素，特别是完整的配方，能增强消化功能，有效增进健康。

多摄取乳酸菌等有益菌，不仅可以预防癌症的发生、提升免疫力、降低胆固醇，同时还可以制造乳酸，创造肠道健康的酸性环境，有效抑制坏菌的生存与活动，甚至帮忙合成维生素。

维生素对人体的作用是非常大的，维生素 A 保护肠胃道黏膜组织，维生素 B_1 与维生素 B_2 有益肠道蠕动，维生素 C 可以增加免疫力，维生素 E 则能调整控制肠道的自律神经。

同时要适当地补充蛋白质，蛋白质缺乏也会造成身体无法正常修补肠胃道黏膜组织，也影响肠胃道功能。

3. 改变饮食习惯，平常要养成定时定量的好习惯，如遇到类似消化不良的症状可少量多餐，避免跳过一餐不进食或吃大餐和吃太多。有些食物可能会诱发消化不良的症状，例如油和辣的食物、碳酸饮料、咖啡因和酒，应避免食用。

减少肉类或高脂肪的摄食，多吃蔬果及高纤维食物，高脂肪的食物，在胃部排空的速度较慢，无法促进肠胃道蠕动，而新鲜的蔬菜水果及高纤维食物，有助于肠胃蠕动，能增强消化功能。吃东西要细嚼慢咽，尽量多给自己时间，放松地进食。避免摄取过多气体，吞咽过多气体易增加胃肠负担，也易打嗝，所以别吃太快、减少嚼口香糖和喝碳酸饮料。

4. 改善生活习惯戒烟：抽烟会大幅增加自由基，加重肠胃道黏膜细胞发炎，戒烟能减轻肠胃道负担。适量小酌、不酗酒，空腹不饮酒，空腹饮酒，酒精会刺激胃黏膜，引发消化不适。避免饭后马上运动，饭后应适当休息 30 分钟，立刻运动会加重内胆负担，影响消化功能。

5. 进食后避免立刻躺下，躺姿会减慢肠胃的蠕动，增加胃排空的时间，应等到进食后至少两小时再躺下。适当增加运动，运动可促进肠胃蠕动，利用两餐间或睡觉前做适度的运动，提升肠胃蠕动速度，帮助胃排空与肠道的排气，减缓消化道不适。

6. 保持健康的体重：多余的体重会施压于腹部、上推胃部和造成胃酸逆流至食道。

（二十一）常备的家用治疗肠胃病的中成药有哪些

很多人都经受过肠胃病的折磨，治疗这类病症的药品多数是非处方药，患者可自主购买服用。实际上西医治疗每位胃痛患者的药品大致相似，而中医将肠胃病的病因分为寒热、虚实、气滞、血瘀等不同，中医的治疗需辨证施治、因人而异。患者如果不了解中成药的适应证，只是机械地看见药名上有治胃病的字样就拿来服用，是不利于对症治疗的，只能使胃病雪上加霜。

首先，在选购家庭常备中成药前，应当注意药物的生产日期，确保其在保质期内。还应了解一般药物的注意事项，在医师指导下服用。

大山楂丸

大山楂丸的功能是开胃消食。本药多用于食积内停所致的食欲不振、消化不良、脘腹胀闷。

服用本药时应注意，本药不适用于脾胃虚弱，无积滞而食欲不振者。

健胃消食片

本品为厌食类非处方药药品。健胃消食片的功能是健胃消食。

本药主要用于脾胃虚弱所致的食积，症见不思饮食、嗳腐酸臭、脘腹胀满，及消化不良见上述证候者。

服用本药应注意：本品为成年人治疗脾虚消化不良症用药，对于小儿脾胃虚弱引起的厌食症，可以减量服用，一次 2~3 片，一日 3 次，不能吞咽片剂者可将该药品磨成细颗粒冲服。服用期间，忌食生冷、辛辣食物，厌食症状在一周内未改善，并出现呕吐、腹痛症状者，应及时向医师咨询。

气滞胃痛冲剂

气滞胃痛冲剂的功能是疏肝理气，和胃止痛。

本药主要用于肝胃不和、气滞不行所致的胸闷、腹胀、腹痛、两胁窜痛、矢气（排气）频频等症，及西医诊断为慢性浅表性胃炎、慢性萎缩性胃炎、反流性胃炎、胃溃疡、十二指肠球部溃疡、胃下垂、胃肠痉挛、慢性肝炎等病症的治疗。

服用本药时应注意，重度胃痛应在医师指导下服药。

寒凝胃痛———香砂养胃丸、胃气止痛丸（良附丸）

这类患者多因外感风寒、空腹过劳或过食生冷食物引起胃痛急性发作，上腹部喜热喜按，喝热水或上腹部热敷稍有缓解，适于服用香砂养胃丸或胃气止痛丸（良附丸）。这两种丸剂组方中的高良姜、香附、白术、砂仁、陈皮、厚朴等药材性温，具有散寒、温胃、理气、止痛的功能。

胃热疼痛———三九胃泰

这类患者多因过食辛辣、肥腻食物，过饱积食或者郁怒伤肝导致胃部灼痛，同时口苦咽干、泛吐酸水、心烦易怒、饮食喜凉，适于服用三九胃泰。此药组方中三桠苦、九里香、两面针、黄芩、地黄、白芍等寒性药材，具有清热燥湿、泻火止痛的功能。

虚寒胃痛———摩罗丹

这类患者常因久病多虚，上腹部隐隐作痛，泛吐清水，饥饿时显著，食后疼痛减轻，痛处喜按喜温，适于服用摩罗丹。此药组方中百合、茯苓、白术等药健脾和胃，元胡、乌药、川芎等药活血止痛，当归、白芍、麦冬、玄参等药补血滋阴，还有理气化湿的中药共同具有健脾和胃、降逆消胀、通络止痛的功能，例如用于慢性萎缩性胃炎。

气滞胃痛———气滞胃痛颗粒、胃苏颗粒

这类患者胃部胀痛，在上腹部窜动或者牵引到背部肋间，泛吐酸水，不思饮食，适于服用气滞胃痛颗粒或胃苏颗粒。二者组方中柴胡、紫苏、香附、陈皮等药散瘀和中、理气止痛，枳壳破气消积，延胡索行气活血止痛，鸡内金消积化滞，与其他诸药共同具有理气消胀、和胃止痛的功效。

除上述常用的药品外，治疗胃病的中成药种类较多，服用时还需注意饮食宜清淡、忌酒和辛辣、生冷、油腻食物，保持心情舒畅。患者自主服药三天的非处方药后若仍无缓解，应及时去医院咨询医生或进一步检查。

大黄通便冲剂

大黄通便冲剂的功能是清热解毒，活血化瘀，通下导滞。

本药适用于燥热便秘。

服用本药应注意，妇女月经期、妊娠期、哺乳期慎用或忌用；气虚、气血两虚及胃寒、胃弱者均忌用。

麻仁润肠丸、软胶囊

麻仁润肠丸的功能是润肠通便。

本药适用于肠燥便秘。

服用本药时应注意，年老、体弱者酌情减量使用；孕妇忌服，严重器质性病变引起的排便困难，如结肠癌、严重的肠道憩室、肠梗阻及炎症性肠病等忌用；月经期慎用；年轻体壮者便秘时不宜用本药。

(二十二) 胃部常有灼热感，如何防护

胃食管反流病的临床表现呈多样化，轻重不一，较为典型的症状为：烧心、反酸。多数患者烧心的感觉是不一样的，绝大多数患者主要表现在胸骨后或心窝部感觉到一种灼热感，还有一部分患者感到胸骨后的疼痛，有的还会向上延伸，另外极个别的患者还会有压榨感和憋闷感。常在饭后 1 小时出现，卧位、弯腰或者腹压增高时可加重。反酸是患者在没有恶心、呕吐或不用力的情况下，胃内的酸性物质反流涌入口腔。烧心和反酸时，每个人的感受和症状描述都是不一样的，有一项调查表明，人群中 30%~50% 的人都有过烧心和反酸的情况。另外怀孕的妇女约 25% 的人都有烧心和反酸的症状。其他不典型的症状有胸骨够疼痛，酷似心绞痛，咽部不适，有堵塞感、异物感或棉团感等。

患有胃食道逆流性疾病患者，胃内的食物或胃液会反流（逆流）至食道，而造成不适。患者的症状大多是饮食后弯腰或躺下时会有泛酸、烧心、吞咽困难、口腔酸苦等感觉。造成胃食道反流性疾病的主要原因是下食道无法适当地发挥功能，胃液反流到食道。

胃酸分泌过多或胃黏膜对酸的敏感性增加而引起胃灼烧。这种症状比较常见于功能性消化不良、反流性食管炎、胃及十二指

肠溃疡以及慢性胃炎。

胃内酸性内容物反流刺激食管黏膜产生胸骨后的灼热感，较常见于功能性消化不良、反流性食管炎、胃及十二指肠溃疡以及慢性胃炎。

烧心（胃灼热）时喝牛奶或豆浆不利健康。牛奶和豆浆虽能一时稀释胃酸，但其所含钙和蛋白质反会刺激胃酸分泌，故不宜多饮。

常会感到胃部有灼热感的朋友不宜食用巧克力、咖啡、辛辣、薄荷、柑橘、番茄、全脂牛奶及洋葱等。

经常选择食用的食物高蛋白（禽蛋）、含纤维食物（蔬菜、谷类）、易于消化的米粥等会对胃部灼热感的减轻和消除有很大的帮助。

（二十三）胃溃疡、十二指肠溃疡的患者在饮食方面需要注意什么

1. 改善饮食习惯，消除过度的精神紧张。不规律的饮食习惯或过度紧张等造成胃液分泌增多，黏膜变弱，就会造成胃或十二指肠的内壁溃烂或受伤，就是胃或十二指肠溃疡。十二指肠溃疡最明显的症状是空腹或夜间时腹上腹疼痛，而胃溃疡是在饭后 2~3 小时内，心窝处会疼痛。还会感到胸口闷烧、胃消化不良，同时胃会有勒紧的不适感及胸口闷烧等。溃疡恶化出血时，大便会呈黑色。胃出血时也会吐血，此时的血如同咖啡渣滓的颜色。出血量多时，会导致贫血。

当有由溃疡转成出血性的征兆时，要立刻去医院接受医生的诊断治疗，胃溃疡或十二指肠溃疡穿孔（胃或十二指肠的壁上开孔）导致内容物溢出可能会演变成为膜炎。腹部会突然剧烈疼痛，肚子变硬。此外，如果有恶心、呕吐或心窝四周有胀满及消化不良的感觉时，可能是胃和十二指肠之间的幽门溃疡，也可能是幽

门狭窄致食物无法通过。

溃疡大多不会演变成癌症，但两者初期的症状都很类似。因此如果发现上面所述的症状就必须接受精密的检查和诊断。治疗时，大都不须开刀，而是制酸剂的药物治疗。不过，停止服药后很容易复发，所以必须长期服药。

日常的饮食也要非常注意，要以易消化的食物为主，避免刺激性物质，吃七分饱，维持规律、正常的饮食习惯。入睡前两三个小时都最好不要吃东西，否则容易影响入睡，如果觉得肚子空可以多喝水。溃疡虽然容易治疗，但是出容易复发。除饮食要注意外，烟、酒，都要限制，保持充足的睡眠、适度的运动及消除过度的紧张，都是基本有效的方法。

2. 含丰富的维生素 C，可强化胃壁的马铃薯。马铃薯（土豆）含丰富的维生素 C、钾、钙均衡的矿物质，而且有淀粉，即使加热，维生素 C 也不易被破坏，方便摄取。

3. 南瓜有助于健胃整肠。南瓜含有丰富的维生素 C 及胡萝卜素（即维生素 A），它的果实、花、种子、叶子都有药效，淀粉含量高，煮熟后仍含有丰富的维生素 C。烹饪方法以蒸的方法比较理想。当胃隐隐抽痛时，可以煮南瓜浓汤，有助于消化。南瓜花也可煮汤，有降热、止下痢的效果。

4. 可促使胃壁黏膜再生的高丽菜。高丽菜，又名卷心菜、洋白菜、疙瘩白、包菜、圆白菜、包心菜、莲花白等。含维生素 C 及维生素 K，含有某种"溃疡愈合因子"，对溃疡有着很好的治疗作用，能加速创面愈合，是胃溃疡患者的有效食品；生吃或加热都很可口。不过，煮、炒会破坏维生素 C，所以要治疗溃疡，还是以生吃或稍微加热再吃较好。将菜放进果汁机搅拌成汁，再稍微加热，在饭前饮用，大约持续喝 10 天，效果就会显现。

5. 可强健疲弱胃肠的无花果。无花果可治溃疡及强健疲弱的肠胃。将干燥的无花果切碎，煮成半干，加入少许蜂蜜和水，即可饮用。保存无花果，可先使其干燥，放在火上煮再磨成粉，使用时，加开水或水泡即可。

6. 可健胃的蒲公英及龙胆草。早春盛开的蒲公英有健胃的功用，可当药用或食用。最简单的使用方法是洗净其叶子，含在口中，慢慢咬碎；叶和花也可当配菜或做色拉吃。龙胆草的根有药效，但很苦，比熊胆更苦，所以中药名为龙胆。

7. 木瓜。木瓜适合胃的脾性，可以当作养胃食物，不过对于胃酸较多的人，不要食用太多。而且，一定要记住，胃喜燥恶寒，除了冰的东西以外，其他寒凉的食物像绿豆沙等也都不宜多吃。

8. 豆奶虽好，但为寒性，不能取代牛奶。

9. 馒头可以养胃，不妨试试作为主食。

胃酸过多和过少时，首先要改善饮食，胃酸过多与过少，表现的症状比较相似。胃酸过多或过酸症指的是胃液分泌过多，胃液中的胃酸浓度偏高的状况，可能因情绪、神经紧张引起，或患有消化性的溃疡、胆囊炎的疾病。相反，胃液中胃酸浓度低，即为胃酸过少，可能是恶性贫血、热带性脂肪下痢、慢性胃炎引起。当有这两种情况时都要接受胃液检查。胃酸过多和过少的症状类似，主要的症状是胃消化不良、打嗝及胸口烧痛等。若是胃酸过多，打嗝时也会出现酸的胃液；若是低酸症，因胃酸不足，会产生消化不良及下痢。

（二十四）小孩腹部胀气、屁少，可以做哪些日常护理

如果发现宝宝有大哭大闹且食欲差，又有肚子突出、鼓鼓的、又很少放屁的情况时，那就有可能是胀气了。

如果宝宝发生胀气了，该怎么办呢？那么首先我们就先要了

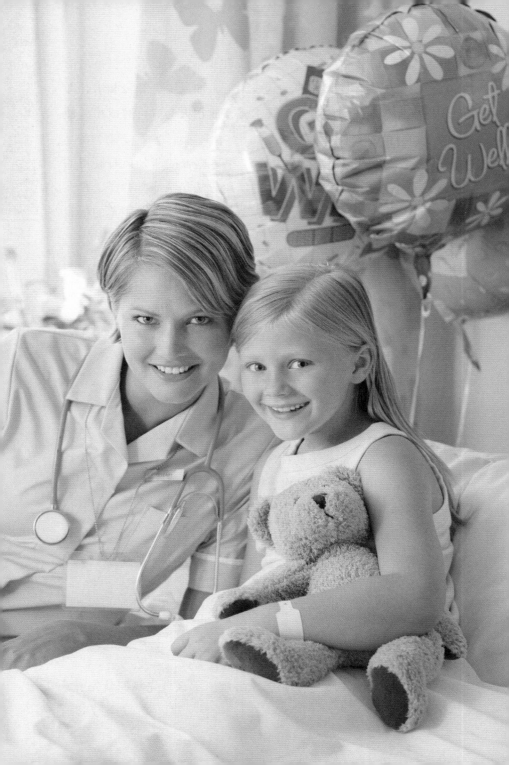

解为什么孩子会胀气，然后再根据胀气的原因找出解决问题的办法。通常我们讲婴幼儿胀气有三个主要的原因：

1. 消化不良导致便秘，从而发生胀气。婴儿的胀气大部分和排便有关，也就是便秘引起的。肠道因粪便堆积，使产气的坏菌增生，可能导致肠胃蠕动和消化吸收功能变差、肠炎等引起消化、吸收不良，易产生大量的气体，进而产生胀气。而发生肠胃蠕动障碍，也会发生胀气，这类病症被分为单纯功能性"假性肠阻塞"和肠胃道真正缺乏神经节"先天性巨肠症"。这类问题的严重程度不同，可从慢性便秘和腹胀到严重呕吐观察，可以是暂时或终身的。

2. 吸入空气宝宝以奶瓶喂食时，吸吮如果太急容易吸入过多空气，奶瓶的奶嘴孔大小不适当或瓶身倾斜时，空气也会经由奶嘴缝隙让宝宝吸入肚内，都会引起胀气。还有就是宝宝过度哭闹也容易导致胀气。所以通常喝母乳的宝宝较少胀气，而喝配方奶的宝宝比较容易胀气。

3. 乳糖不耐症。还有一种会引起胀气的原因就是"乳糖不耐症"，这种状况容易发生在3岁以上的宝宝身上；患有此症状的宝宝，只要喝了较多的乳制品，就会肚子痛、胀腹，所以可以选择低乳糖配方奶粉。

此外，有一些固体食物也可能导致嗝气、腹胀。比如谷物粗粮（如玉米羹、栗子泥等）、蔬菜（如豌豆泥、黄豆泥）等都含有可导致大肠胀气的纤维。而再如苹果、梨、杏等含有高浓度糖分的大多数纯果汁也是导致婴儿腹内气体凝聚不畅的诱因。辨别让宝宝腹胀难受的罪魁祸首的最好办法就是：每次用几天的时间将一种食物从宝宝的进食中减掉，观察宝宝的反应，然后再慢慢重新引入这种食物。

这么小的宝宝一般不是免疫问题，多数是脾胃导致的问题，特别是积食、腹泻、内热导致的问题。当我们了解了宝宝胀气、屁少的原因后，就知道解决问题的办法了。

如是母乳喂养的话，妈妈要检查一下自己的饮食。如果你怀疑自己的饮食可能正是罪魁祸首的话，那么，哺乳的妈妈们就应该将那些有嫌疑的食物，如豆类、花菜以及辛辣食物从你日常的饮食中剔除掉，然后随时观察孩子的症状是否有所改善。美国纽约长老会医院的儿童肠胃病学专家、医学博士约瑟夫·莱维指出："如果在母亲节制饮食期间，孩子的症状仍然是时好时坏的状况，便说明母乳不是孩子胀气的原因。"然而，如果孩子的胀气有所减轻，那么，妈妈就应该远离那些有嫌疑食品一段时间，然后再进食。另外，如果母乳中含的糖分过多，糖分在宝宝的肚子里过度发酵，也容易使宝宝出现肠胀气（还包括大便稀、次数多、多泡沫、酸味重等现象），这时妈妈就应该注意限制自己的摄糖量了。

而会引起胀气的"乳糖不耐症"，除了有一些是肠炎后的后遗症外，偶尔有"种族性"的"乳糖不耐症"，这种情况容易发生在3~5岁后的大孩子身上。如孩子上了幼儿园以后，只要喝了较多的奶制品，就会腹胀、肚子痛，不喝奶后这些情况就改善，这时可以选择"低乳糖配方奶粉"。在选择奶粉的时候，要特别注意包装袋上所印制的营养配方，选择那种不含乳糖的、不含豆质的或低致敏性的配方奶粉，就有可能会有助于减少孩子的肚子胀痛。当然，即便是调换了奶粉，也至少得要两个星期才能看到效果。

为防止宝宝胀气，也可以在喂奶之后，轻轻拍打宝宝背部让他打嗝，以便气体顺利排出；或擦抹婴儿薄荷油，按摩宝宝腹部，这样有助于肠道蠕动，可经放屁将胀气排出。尽量避免让宝宝饿得太久后才喂奶，安抚宝宝的情绪以避免他哭闹，由此来预防胀气，大一点的孩子也要少吃含有不易消化、低级多糖的食物，因为它们会在消化道内发酵并产气，如：番薯、薯条、豆类、甜瓜等。

平时要注意宝宝脚部的保暖，经常搓后背或者做抚触，后背保暖，其他地方不要捂太热，保持呼吸新鲜空气就可以。如果发现手心湿热，说明积食，有湿热，就要小心处理，防止生病。可以少吃点，给孩子喝点薏米汤，吃一些益生菌或含益生菌的食物。这些方法对预防小儿胀气都还是比较有效的。

父母也可以自己尝试着学习给孩子做一做中医的小儿推拿，这种方法疗效明显并且不良反应小：

退六腑（和孩子面对面，父母一手持孩子的腕部使其掌心向你并固定，父母另一手拇指或中、食指面在孩子的小手自肘横纹推向腕横纹 100~500 次）

按揉天枢穴（脐旁 6 厘米，平小儿肚脐眼约为成人的一个大拇指多一点的距离用食指及中指端揉左右两个穴 50~100 次）

足三里穴（小腿前外侧，犊鼻下 10 厘米，膝盖凹陷处往下约三指的宽度距胫骨前缘一中指，以拇指端或罗纹面着力，稍用力按揉 20~100 次）

摩腹 5 分钟（摩揉小儿腹部及揉脐，顺时针）

推下七节骨（以拇指罗纹面或食指，中指罗纹面着力，自第四腰椎"督脉腰阳光穴"至尾椎骨端"督脉长强穴"的一直线，自下往上作直推 100~300 次）

按摩两肋（小儿正坐，两手掌自孩子的两胁腋下搓摩至天枢穴处 50~100 次）

最后，我们要强调的是，虽然小孩子因胀气而引起的腹胀在小儿科是常见的问题，但还是不要掉以轻心。因为虽然大多的腹

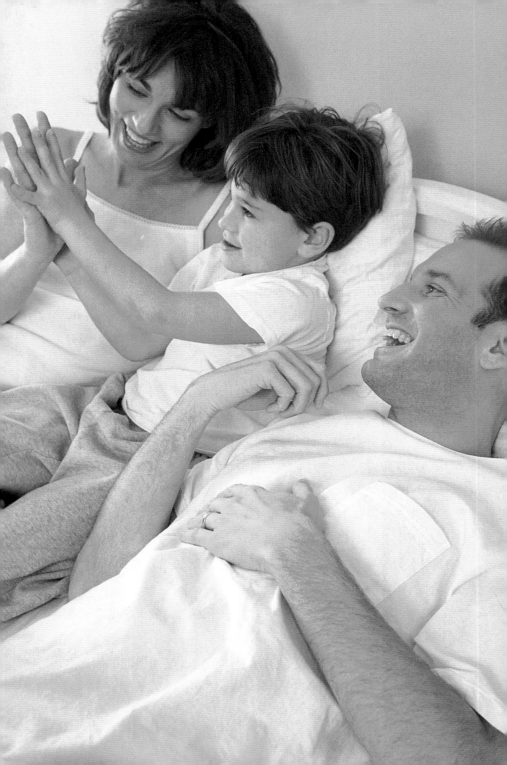

胀或许只是功能性的，并不见得会有危险，但如果不处理或是处理不当，也会影响宝宝食欲、情绪，甚至影响其发育。尤其如果是器质性（肠阻塞、肿瘤、先天性巨肠症等）的胀气，更是不能忽略，如果发现宝宝的肚子胀得很大、很硬，同时看起来很不舒服的样子，且宝宝再伴有呕吐或喘就更为不妙，这时父母就要特别注意，一定要尽快带宝宝就医检查、治疗，以免错失早期治疗的良机。

（二十五）胃镜检查一般多长时间一次？胃镜检查会不会有损胃部器官

如果您发现自己饮食不佳，嗳气，反酸或上腹部疼痛，而且这些症状与进食关系明显，在餐后 2 小时疼痛，进食后缓解或夜间睡觉痛等症状，或有呕吐咖啡色液体，那就说明您的胃、十二指肠或食道有可能发生病变了。这时就一定要及时去医院检查，通常医生会要求有以上症状的患者作胃镜检查。一般情况下，在明确诊断时需要做一次胃镜，然后在治疗结束后再复查一次就可以了。胃镜检查是目前诊断食管、胃和十二指肠疾病最可靠的方法，其他任何检查方法，包括上消化道钡剂造影、胃电图和胃肠道 B 超等都不能替代它。为了顺利进行胃镜检查，患者应配合医生做好以下工作：

胃镜检查前患者要在头一天禁止吸烟，以免检查时因咳嗽影响插管；禁烟还可减少胃酸分泌，便于医生观察。检查前患者至少要空腹 6 小时以上。如当日上午检查，前一日晚餐后要禁食，当日免早餐；如当日下午检查，早餐可吃清淡半流质食物，中午禁食。重症及体质虚弱禁食后体力难以支持者，检查前应静脉注射高渗葡萄糖液。为了消除患者的紧张情绪，减少胃液分泌及胃蠕动，驱除胃内的泡沫，使图像更清晰，必要时医生在检查前

20~30分钟要给患者用镇静剂、解痉剂和祛泡剂。对此，患者应有所了解，并给予配合。为了使胃镜能顺利地通过咽部，做胃镜检查前一般要用咽部麻醉药，用药要领患者要按医生的要求进行。

　　整个检查需5~15分钟，要求患者必须遵照医生嘱咐，左侧卧位，咬紧牙关（有假牙必须取下），当医生吩咐您吞咽时，您就像平时吃东西一样吞咽，随着这个动作，胃镜就进入食道、胃及十二指肠。此时轻轻哈气，尽量控制呕吐，全身放松，整个检查就会顺利完成。

　　做胃镜是一项常规检查，通过它可以发现诸如胃溃疡、炎症、肿瘤、息肉等不同病变，是目前不可替代的最直接的检查方法。日本已将胃镜作为健康体检项目，每两年检查一次，因此在日本早期胃癌的发现率很高。而在我国，很多患者查出胃癌时大多已属中晚期。

　　以前做胃镜检查时的痛苦反应，往往使患者望而却步，害怕检查，错过了治疗的最佳时机。患者即使勉强接受检查，其痛苦的感觉令人心有余悸。现在随着医学科技的发展，胃镜检查给患者带来的痛苦现已越来越小，使用无痛胃镜诊治新技术，由麻醉医生用一种新型麻醉药物，让患者在短暂的睡眠状态下安全地进行胃镜检查，患者没有任何不适的感觉及不良后遗症，检查完毕很快就能苏醒。减少了患者因痛苦而不自觉躁动引起的机械损伤，避免了因刺激植物神经，造成屏气、血压、心率改变等带来的机体影响。因此不必过度紧张、恐惧。如今检查的管子不仅软而且细，只要患者配合，胃镜检查很快就能完成，从而使许多需要手术治疗的疾病，在胃镜下治疗就可以了。既免受手术之苦，又节省了医疗费用，缩短了治疗时间。

另外，如果您出现胃部不适症状，一定要及时到正规医院就诊，根据病情和医生的建议及时选择胃镜检查，千万不要等到病情恶化时才考虑做胃镜。另外，建议40岁以上的人群每年进行一次胃镜普查。有胃癌家族史、患有慢性萎缩性胃炎、胃息肉、胃黏膜肠化的患者在病情没有变化的情况下，最好也能定期进行胃镜检查，以便早期对病情进行跟踪判断。

第二节　结语

胃病可以说是与饮食关系最为密切的疾病。那么，饮食在胃病的发生、治疗、预防和康复中的重要作用，自然也是不须多说的。在许多情况下，甚至可以说，饮食（而不是药物）的作用是第一位的！也正是基于这样的认识，本书不厌其繁地介绍了胃病中各种情况下的饮食安排，希望能引起读者的重视。

慢性胃炎、消化性溃疡病，乃至胃癌的发生，都是一个慢性过程，毋需讳言。到目前为止，对它们的治疗都缺乏特效的药物，而且治疗的过程也是颇为漫长的，有的甚至伴随患者的大半生，这对于患者及其家人来说，无疑是很痛苦的。因此，积极地预防胃病的发生，才是问题的关键。而预防就必须从现在做起，从每天的日常生活做起，戒除烟酒，养成良好的饮食和卫生习惯，形成有规律的生活，积极地参加体育活动，您将受益无穷，一生之中免受胃病的困扰。

许多胃病的治疗，虽然颇为棘手，但大多均有治愈的可能。特别是中西医的结合治疗，极大地提高了临床疗效。但是，归根到底，药物的治疗都不是长久之计，在用药物控制了病情的发展后，患者的自我调养康复是不可取代的。本书为患者提供了一系列行之有效的多种疗法，大家可以根据自身的具体情况，选择合适的方法。

最后，希望读者通过阅读本书，真正能达到预防胃病的目的，也希望患者通过中西医结合治疗和自我的调养康复，迈向健康快乐的人生！